謎解きで学ぶ　薬学生・新人薬剤師のための

処方解析入門

［改訂第３版］

監修　上村 直樹
編集　根岸 健一

発刊によせて

医薬分業の進展や少子高齢化社会の到来などを背景に、薬剤師を取り巻く環境は大きく変化しています。薬剤師には、医師や看護師と協働してチーム医療の現場で活躍できる高度な専門職としての役割が社会的に求められています。

薬学生には学生のうちに、学問的な知識や技能だけでなく、考える力や、臨床現場で通用する実践力を身につけることが期待されており、5年次に行われる実務実習はカリキュラムの中で大きな比重を占めています。

薬剤師として臨床の現場に立つにあたっては、処方箋を理解する力がまず必要です。1枚の処方箋には、さまざまな情報が含まれています。それらを読み解き、患者さんに寄り添える薬剤師となるためには、薬の知識だけでなく、疾患に関する新しい知識も常に学習し続けていかなければなりません。さらに、高い倫理観を身に付け、豊かな人間性を磨くこともとても大切です。

本書は、日常の臨床現場でよく目にするような処方箋例を示し、医薬品や疾患の基礎知識から患者さんへのアプローチの仕方まで、謎解き形式の解説により臨場感をもって学ぶことができる構成となっています。本書を通じて、1枚の処方箋にどれだけの情報が含まれているのかということを知り、処方解析の面白さや難しさを感じることができるでしょう。

2019年11月には改正薬機法が成立しました。この中で薬剤師には調剤後の患者のフォローアップが求められています。今後は処方箋を理解した上で、服薬後に何が起こる可能性があるかも考え、必要に応じて服薬後の状況確認をすることも重要になります。

本書を活用して、臨床の現場に立つ自分を想像しながら、繰り返しシミュレーションしてみて下さい。実務実習に向かう学生の皆さん、また現場に出たばかりの新人薬剤師の皆さんにとって、役に立つ1冊となるでしょう。

2019年12月

慶應義塾大学薬学部 教授
望月　眞弓

監修のことば

調剤ロボットの出現や0402通知により、薬剤師業務が変化しつつあります。従来の処方箋どおりに薬を取り揃える行為はロボットや非薬剤師がおこなうことになります。これからの薬剤師業務はどのように変わるのでしょうか。「物から人へ」の流れの中で、取り揃え業務から対人業務へのシフトは、薬剤師にとっての本来の業務を取り戻したことになります。薬剤師は大学や現場で習得した知識を患者さんに対してわかりやすく加工した情報として届けるプロフェッショナルにならなければなりません。処方箋に記載されている医薬品やその組合せ、用法用量、年齢、性別だけではなく、患者さんの表情や顔色、言動や行動などからその患者さんの抱える問題点を的確に捉え、服薬指導という専門的な情報提供につなげていくのが薬剤師です。つまり処方解析がこれからの薬剤師職能の中心になります。

そこで本書は薬学生だけでなく新人薬剤師にも楽しく学べるように、謎解き形式を採用しました。そもそも処方解析は謎解きです。自分が探偵になったつもりで事件を解決していくうちに、自然と処方解析能力が身に付くように工夫してあります。執筆者には実務経験のある大学の教員だけでなく、臨床現場で活躍中の病院や薬局の薬剤師にお願いをしてあります。これにより現在使用されている医薬品や現実感のある患者の問題点が多く含まれることとなりました。薬剤師国家試験においても処方解析の知識が必要な問題が多くなってきています。国もこれからの薬剤師に必要な能力として処方解析能力を求めているものと思われます。10年後のあなた自身が輝くために、本書がお役に立つことを確信しております。

2019年12月

上村　直樹

編集のことば

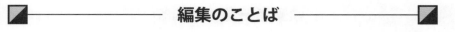

6年制薬学課程を卒業した者にしか薬剤師国家試験受験資格が得られなくなった現在、より一層、薬剤師に求められることは何でしょうか。

「薬剤師国家試験のあり方に関する基本方針」では、〝薬物療法や医療安全に積極的に参画し、医療の質的向上に貢献することが求められる〟とあり、薬物治療を通した貢献が期待されていると考えられます。

また薬剤師は、例えるなら、医師が作る設計図（処方箋）に基づいて建物を建てる役割（調剤業務）を担っていて、その住人（患者）に合わない建築物になるようであれば、薬剤師から医師に設計変更（疑義照会）を提案して、住人に合ったものにすべき役割を担っています（薬剤師法第二十四条）。

つまり薬剤師は、基本的に処方箋だけで医師の薬物治療の意図を理解し、加えて患者の病状・生活状況を鑑みて、その患者にとって適切な薬物治療を提供する術を身に付けている必要があるということです。

そこで本書の編さんの方向性は、前編集者：下平秀夫先生が示された

1．基本的であるが、医療現場で大切な事例を取り上げる。
2．実務実習に行く前、あるいは国家試験に向けて、考える習慣を身に付けられるものとする。
3．新人薬剤師が現場で遭遇しやすく、臨場感のある内容とする。
4．謎解きのように楽しく学べるものとする。

を踏襲し、執筆陣には「現場の動向を肌で感じながらも、実務薬学教育の第一線でいる著者」に引き続きお願いしています。

本書の構成は、新人薬剤師のヒナさんが日々の処方箋調剤業務の中で「謎解き」をしながら成長していくものとなっています。この本を手にした方々の医療の質的向上に対する貢献に、本書がお役に立てば幸いです。

2019年12月

根岸　健一

執筆者一覧（五十音順）

伊集院 一成	東京理科大学薬学部　教授/実務薬学総合研究所　代表取締役
大森 嵩	大森薬局
奥山 清	東京医科大学八王子医療センター　薬剤部
小高 賢一	高田製薬株式会社　医療事業本部
上村 直樹	東京理科大学薬学部　教授/富士見台調剤薬局
川上 美好	北里大学薬学部保険薬局学　講師
鹿村 恵明	東京理科大学薬学部　教授/エムズ薬局
下平 秀夫	帝京大学薬学部　教授/富士見台調剤薬局
杉浦 宗敏	東京薬科大学薬学部医薬品安全管理学教室　教授
寺澤 雅治	てらさわ薬局
根岸 健一	東京理科大学薬学部実務薬学研究室　准教授
花島 邦彦	東京理科大学薬学部　臨床教授/アスカ薬局 茅ヶ崎本店
花輪 剛久	東京理科大学薬学部　医療デザイン学/臨床製剤設計学研究室　教授
山本 晃之	神女薬局
吉澤 一巳	東京理科大学薬学部疾患薬理学研究室　准教授
若林 進	杏林大学医学部付属病院薬剤部

本書をお読みいただく前に

●Part 1では、処方箋に関する全般的な内容を紹介しています。

●Part 2では、疾患ごとにそれぞれ次のような構成でまとめています。

①処方箋：実際の処方箋の内容をみて、まずは自分で患者さんの疾患名、病態について想像してみましょう。医薬品は基本的に一般名で記載しています。また、(　)内に先発品や汎用されている商品名の例を記載しています。

②一般名・医薬品分類：処方箋に記載された医薬品について、一般名、医薬品分類を掲載しました。

③事件発生！：新人薬剤師のヒナさんが①の処方箋を調剤、投薬するにあたり、いろいろな問題がでてきます。ヒナさんと一緒に、患者さんの抱える問題点や処方箋の疑義について考えてみましょう。

④謎：①の処方箋や、その患者さんの抱える問題点を提起しています。解説を読む前に、自分なりに解答してみましょう。

⑤疾患名、キーワード：①の処方箋から想像した疾患名、病態とあっていたか、答えあわせをしてみましょう。また、キーワードではその疾患や処方箋について重要な語句をあげました。以降の解説を読むにあたって、キーワードに注目して読み進めましょう。

⑥状況証拠と物的証拠：処方箋や疾患、患者さんの訴えから証拠集めをしていきましょう。現在のガイドラインや論文などを参考に、投薬時に役立つ情報や、処方解析の考え方を解説しています。

⑦謎解き：④の謎についての解答です。患者さんに伝えるべき情報や、どういったポイントをおさえて処方解析すればよいのか確認することができます。

●本書は、実務実習前の学生さんや、新人の薬剤師さんのための「基本的な知識」を習得することを目的とした書籍です。

●添付文書やガイドラインなどは、日々更新されていきます。常に最新の情報を確認してください。

目次

part 1 処方箋の様式と見方

part 2 事件発生！ 処方例と謎解き

part 1

処方箋の基本

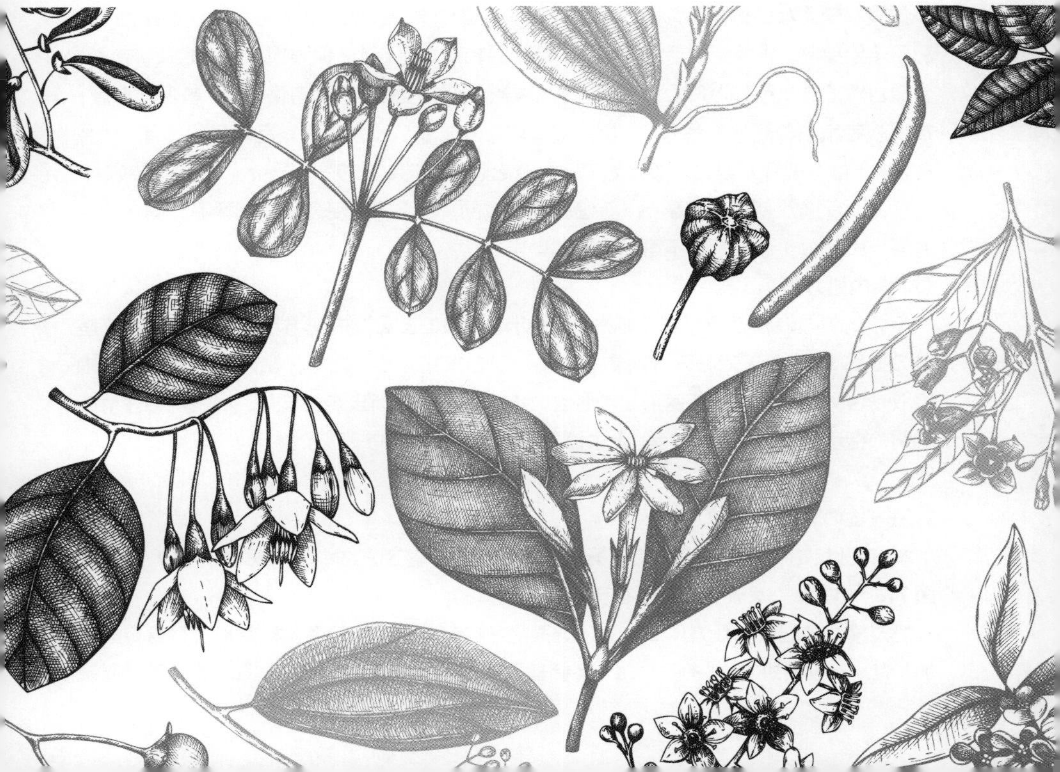

part 1 処方箋の様式と見方

Ⅰ．一般的な処方箋の様式

1. 処方箋の種類

処方箋は、下記に示すようにいくつかの種類があります。

(1) 院外処方箋

①保険処方箋

健康保険を利用して調剤をするための処方箋（院外処方箋）です。保険薬局でないと健康保険を使った調剤はできません。

②麻薬処方箋

処方薬に麻薬を含む処方箋のことをいいます。処方医は、**麻薬施用者の免許**がないと麻薬を処方することができません。また、薬局が麻薬を調剤するためには、**麻薬小売業者の免許**が必要です。

③自費処方箋

保険が使えない処方箋のことをいいます。薬価基準に収載されていない医薬品（勃起不全治療薬、男性型脱毛症治療薬、低用量ピルなど）は、保険請求ができないため、全額自費で支払うことになります。この場合、処方箋の「保険者番号」、「被保険者証・被保険者手帳の記号・番号」の欄は空欄になります。また、医薬品の価格（調剤代金を含む）は各薬局が自由に設定してよいことになっています。

なお、保険が使える医薬品（薬価基準収載品）と保険が使えない医薬品を同一の処方箋上に記載することは不可となっています。

(2) 院内処方箋

その病院内のみで通用する処方箋（指示書）のことを院内処方箋といい、その病院内の薬局（調剤所）でのみ調剤することができます。そのため、院内処方箋は病院内で取り決めた略号などを使用してもよいことになっています。また、病院内の注射薬調剤の指示書は「注射処方箋」とよばれることがあります。

2. 処方箋の書き方 その1

本書では、これ以降は**保険処方箋（院外処方箋）**の書き方について説明していきます。**図1**に「処方箋への記載事項」を示しました。

処方欄への記載の仕方について、医薬品名の記載は、一般名称に剤形及び含量を付加した「一般名処方」、あるいは「薬価基準収載名」を用います。なお、薬価基準収載

図1　処方箋への記載事項

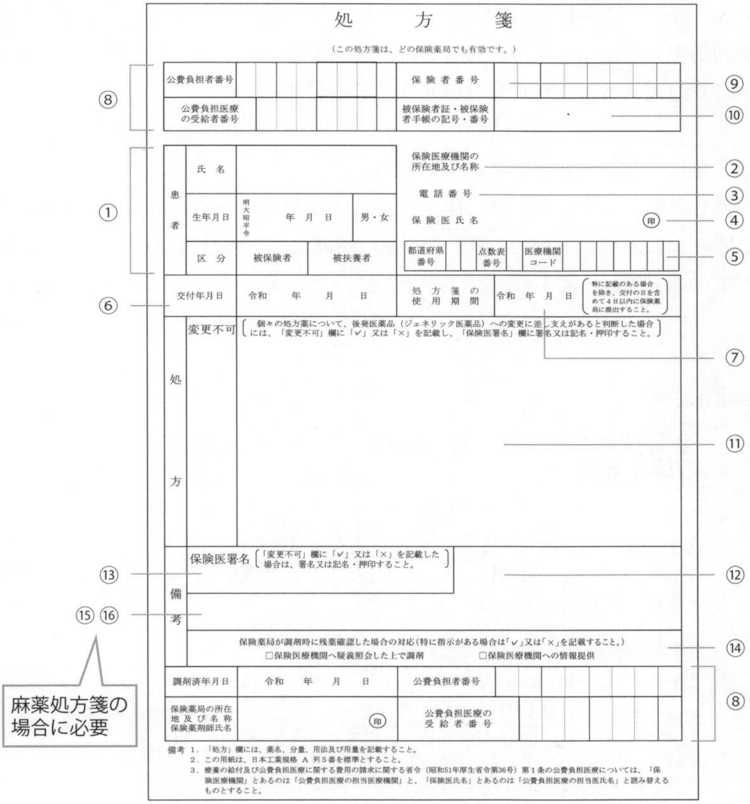

①患者の氏名、生年月日、性別、被保険者・被扶養者の区分
②保険医療機関の所在地及び名称
③保険医療機関の電話番号（原則記載、必要ない場合は省略できる）
④保険医の氏名（署名、又は姓名を記載し押印）
⑤都道府県番号、点数表番号（医科：1、歯科：3）、医療機関コード
⑥交付年月日
⑦使用期間（交付日を含めて4日以内の場合は記載する必要なし）
⑧公費負担者番号及び公費負担医療の受給者番号
⑨患者の保険者番号
⑩患者の被保険者証・被保険者手帳の記号・番号
⑪処方欄（医薬品名、分量、用法、用量）
⑫備考欄（保険薬局において留意すべき事項、高齢者の給付割合又は6歳未満を示す記号など）
⑬後発医薬品（ジェネリック医薬品）への変更に差し支えがある場合の署名：処方医が処方箋に記載された医薬品の一部又はすべてについて後発医薬品の変更に差し支えがあると判断したときには、医薬品ごとに「変更不可」欄へ「✓」又は「×」を記載するとともに、「備考」欄に署名又は記名・押印する。
⑭保険薬局が調剤時に残薬を確認した場合の対応

> ※麻薬処方箋には、上記①〜⑭の他に次の事項の記載が必要です！
> ⑮患者の住所
> ⑯麻薬施用者の免許証番号

〔文献4）p.40より〕

名の場合、その医薬品で2つ以上の規格単位が存在する場合は、きちんと区別がつくように「規格単位」も記載することになっています。また、先発医薬品と後発医薬品のどちらを調剤するかについては、患者さんが選択できるようにするために、医薬品名は一般名称で記載することが望ましいとされています。

3. 実際に処方箋に記載事項を書いてみましょう！

あなたが薬ゼミクリニックの医師、医学太郎になったつもりで、薬学一夫さんの処方箋を書いてみましょう。下記の「**図2** 保険証（模擬）」、「医療機関情報」、「処方情報」をもとにして、処方箋は「**図3** 保険処方箋様式」を使ってください。記載例は**図4**に示します。

図2　保険証（模擬）

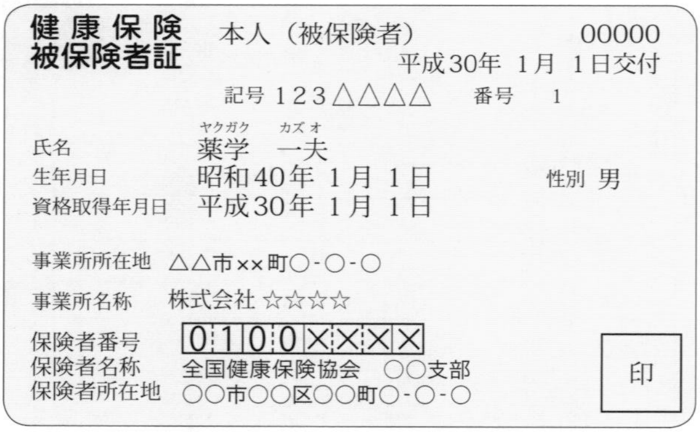
健康保険
被保険者証
本人（被保険者）　00000
平成30年 1月 1日交付
記号 123△△△△　番号 1
氏名　ヤクガク カズオ 薬学 一夫
生年月日　昭和40年 1月 1日　性別 男
資格取得年月日　平成30年 1月 1日
事業所所在地　△△市××町○-○-○
事業所名称　株式会社 ☆☆☆☆
保険者番号　0100××××
保険者名称　全国健康保険協会　○○支部
保険者所在地　○○市○○区○○町○-○-○
印

＜医療機関情報＞

医療機関所在地：東京都千代田区○○　123-45
医療機関名：薬ゼミクリニック
電話番号：03－＊＊＊＊－＊＊＊＊
医師名：医学　太郎
都道府県番号：13　点数表番号：1　医療機関コード：◇◇◇◇◇◇◇
患者名：薬学　一夫
交付年月日：本日が令和2年3月1日であると想定してください
処方箋の使用期間：交付日を含めて4日以内とします

＜処方情報＞

以下に示した処方は、先発医薬品名の1日量表記で記載されています。
一般名処方の1回量表記で処方箋に記載してください。

薬学一夫さんへの処方情報（1日量表記）

①ガスター®D錠20mg　2錠
　　分2　朝食後、就寝前　30日分
②ムコスタ®錠100mg　3錠
　　分3　朝昼夕食後　30日分
③ロキソニン®テープ100mg　35枚
　　1日1回1枚　入浴後　腰に貼付

解説　1回量表記とは

「分量」を1日量ではなく、1回量で記載する方法です。また、散剤や液剤の分量は、製剤量で記載することを基本としています。原薬量で記載した場合には、わかるように【原薬量】と記載することになっています。

＜処方例＞

【般】セフジニル細粒10%　1回60mg【原薬量】
　　1日3回　朝昼夕食後　5日分

図３　保険処方箋（院外処方箋）様式

処　　方　　箋

（この処方箋は、どの保険薬局でも有効です。）

公費負担者番号		保険者番号	
公費負担医療の受給者番号		被保険者証・被保険者手帳の記号・番号	・

患者	氏名			
	生年月日	明 大 昭 平 令　年　月　日		男・女
	区分	被保険者	被扶養者	

保険医療機関の所在地及び名称

電話番号

保険医氏名　㊞

都道府県番号		点数表番号		医療機関コード	

交付年月日	令和　年　月　日	処方箋の使用期間	令和　年　月　日	特に記載のある場合を除き、交付の日を含めて４日以内に保険薬局に提出すること。

処方

変更不可（個々の処方薬について、後発医薬品（ジェネリック医薬品）への変更に差し支えがあると判断した場合には、「変更不可」欄に「✓」又は「×」を記載し、「保険医署名」欄に署名又は記名・押印すること。）

備考

保険医署名（「変更不可」欄に「✓」又は「×」を記載した場合は、署名又は記名・押印すること。）

保険薬局が調剤時に残薬確認した場合の対応（特に指示がある場合は「✓」又は「×」を記載すること。）

□保険医療機関へ疑義照会した上で調剤　　□保険医療機関への情報提供

調剤済年月日	令和　年　月　日	公費負担者番号	
保険薬局の所在地及び名称 保険薬剤師氏名	㊞	公費負担医療の受給者番号	

備考　１．「処方」欄には、薬名、分量、用法及び用量を記載すること。

２．この用紙は、日本工業規格 A 列５番を標準とすること。

３．療養の給付及び公費負担医療に関する費用の請求に関する省令（昭和51年厚生省令第36号）第１条の公費負担医療については、「保険医療機関」とあるのは「公費負担医療の担当医療機関」と、「保険医氏名」とあるのは「公費負担医療の担当医氏名」と読み替えるものとすること。

図4　薬学一夫さんの処方箋記載例

処　　方　　箋

（この処方箋は、どの保険薬局でも有効です。）

公費負担者番号		保険者番号	0100××××
公費負担医療の受給者番号		被保険者証・被保険者手帳の記号・番号	123△△△△・1

患者	氏名	ヤクガク　カズオ 薬学　一夫	保険医療機関の所在地及び名称	東京都千代田区○○１２３-４５ 薬ゼミクリニック
			電話番号	03-＊＊＊＊-＊＊＊＊
	生年月日	明大昭平令（昭） 40年1月1日　（男）・女	保険医氏名	医　学　太　郎　㊞
	区分	（被保険者）　被扶養者	都道府県番号 13　点数表番号 1　医療機関コード ◇◇◇◇◇◇◇	
交付年月日		令和 2 年 3 月 1 日	処方箋の使用期間	令和　年　月　日（特に記載のある場合を除き、交付の日を含めて４日以内に保険薬局に提出すること。）

処方

変更不可（個々の処方薬について、後発医薬品（ジェネリック医薬品）への変更に差し支えがあると判断した場合には、「変更不可」欄に「✓」又は「×」を記載し、「保険医署名」欄に署名又は記名・押印すること。）

①【般】ファモチジン口腔内崩壊錠20mg　1回1錠（1日2錠）
　　1日2回　朝食後、就寝前　30日分
②【般】レバミピド錠100mg　1回1錠（1日3錠）
　　1日3回　朝昼夕食後　30日分
③【般】ロキソプロフェンナトリウムテープ100mg　35枚
　　1日1回1枚　入浴後　腰に貼付
-以下余白-

備考

保険医署名（「変更不可」欄に「✓」又は「×」を記載した場合は、署名又は記名・押印すること。）

保険薬局が調剤時に残薬確認した場合の対応（特に指示がある場合は「✓」又は「×」を記載すること。）
□保険医療機関へ疑義照会した上で調剤　□保険医療機関への情報提供

調剤済年月日	令和　年　月　日	公費負担者番号	
保険薬局の所在地及び名称 保険薬剤師氏名	㊞	公費負担医療の受給者番号	

備考
1．「処方」欄には、薬名、分量、用法及び用量を記載すること。
2．この用紙は、日本工業規格 A 列５番を標準とすること。
3．療養の給付及び公費負担医療に関する費用の請求に関する省令（昭和51年厚生省令第36号）第１条の公費負担医療については、「保険医療機関」とあるのは「公費負担医療の担当医療機関」と、「保険医氏名」とあるのは「公費負担医療の担当医氏名」と読み替えるものとすること。

4. 処方箋の書き方　その2

①分量の記載方法（1回量表記）

分量の記載方法は、以下のようになっています。

・内服薬については**1回分の量を記載**

・内服用滴剤、注射薬、外用薬は**投与総量を記載**

②内服用滴剤、注射薬、頓服薬の処方箋への記載方法（例示）

<内服用滴剤の例>

ピコスルファートナトリウム水和物内用液0.75%　10mL　1本

1日1回　就寝前に15滴

<注射薬の例>

ノボラピッド®30ミックス注 フレックスペン　2筒

1日2回　朝・夕　食直前　（朝15単位、夕10単位）

<頓服薬の例>

アセトアミノフェン錠300mg　1回1錠

疼痛時　6回分　（1日2回まで）

③一般名処方と後発医薬品（ジェネリック医薬品）名処方（**図5**）

一般名処方は、「一般名＋剤形＋含量」を記載します（この場合、調剤した薬局は、どの医薬品を調剤したのか処方医に連絡することになっています）。なお一般名処方の場合、現場では医薬品名の前に一般名処方であることを表す【般】を記載することが多いのですが、この表記は必ず記載しなければならないものではありません。

後発医薬品名で処方する場合は、「一般名＋剤形＋含量＋屋号（製造企業名）」を記載します。後発医薬品名で処方し、製造企業名を記載したものであっても、後発医薬品への変更が不可でない場合は、薬剤師は医師に確認することなく、他の製造企業（メーカー）の同一成分の後発医薬品に変更して調剤することが可能です（→ただし、どの医薬品を調剤したのかについて医師に連絡が必要です）。

④後発医薬品への変更

後発医薬品に変更して調剤する場合は、以下の3点の確認が必要です。

ｉ）処方箋の指示が後発医薬品への変更可となっていること（変更不可となっていないこと）

ⅱ）患者さんの同意を得ること（患者さんに選択権がある）

ⅲ）適応症を確認すること

⑤含量規格の変更、類似する別剤形の医薬品への変更

処方された医薬品の「含量規格の変更」と、内服薬については「類似する別剤形の医薬品への変更」ができます。その場合の条件は、以下の3点です。

ｉ）後発医薬品への変更であること

ii）変更調剤後の薬剤料が変更前と同額以下であること
iii）患者さんの同意を得ること
　ただし、規格又は含量違いにより効能効果や用法・用量が異なる場合には、変更できません。

図5　処方箋の書き方

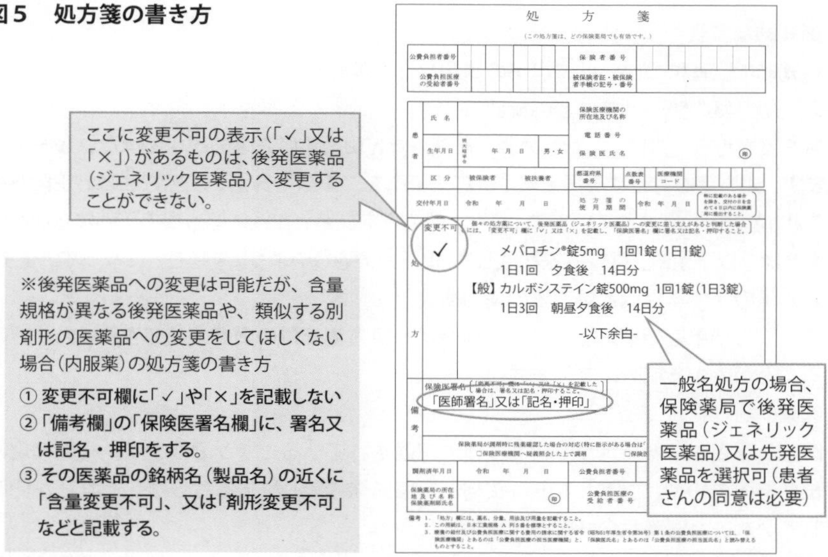
処方箋
ここに変更不可の表示（「✓」又は「×」）があるものは、後発医薬品（ジェネリック医薬品）へ変更することができない。
変更不可
✓
メバロチン®錠5mg　1回1錠（1日1錠）
1日1回　夕食後　14日分
【般】カルボシステイン錠500mg　1回1錠（1日3錠）
1日3回　朝昼夕食後　14日分
-以下余白-
「医師署名」又は「記名・押印」
一般名処方の場合、保険薬局で後発医薬品（ジェネリック医薬品）又は先発医薬品を選択可（患者さんの同意は必要）
※後発医薬品への変更は可能だが、含量規格が異なる後発医薬品や、類似する別剤形の医薬品への変更をしてほしくない場合（内服薬）の処方箋の書き方
① 変更不可欄に「✓」や「×」を記載しない
②「備考欄」の「保険医署名欄」に、署名又は記名・押印をする。
③ その医薬品の銘柄名（製品名）の近くに「含量変更不可」、又は「剤形変更不可」などと記載する。

解説　類似する別剤形の医薬品とは

　類似する別剤形として、下記のA～Cのグループ間では、剤形変更が可能です（内服薬のみ）。
A：錠剤（普通錠）、錠剤（口腔内崩壊錠）、カプセル剤、丸剤
B：散剤、顆粒剤、細粒剤、末剤、ドライシロップ剤（内服用固形剤として調剤する場合に限ります）
C：液剤、シロップ剤、ドライシロップ剤（内服用液剤として調剤する場合に限ります）

解説　処方箋の「医師の署名と記名押印」

　署名の場合は医師の直筆となるのでよいのですが、プリンタの印字やゴム印などを使用したときには、あわせて印鑑が必要となります。この印鑑は、インキ浸透印（通称シャチハタとよばれる印鑑）でもよいとされています。

Ⅱ．処方監査の方法

処方箋の監査は、事務的事項の不備の確認である「形式的な監査」と、薬剤師としての薬学的知識を活用した「薬学的な監査」があります。

1. 形式的な監査

形式的な監査については、以下の事項などを確認しましょう。

①偽造処方箋の疑いはないかの確認

処方箋をカラーコピーしたものや、修正液などによる処方箋の改ざんはないかを確認します。処方箋を訂正する場合には、訂正箇所を二重線で抹消し、処方医の訂正印を押すことが望ましいとされています。また、処方薬を記載した後に処方欄の下部に空欄が残る場合は、「以下余白」や「〆」を記載して、追記ができないようにすることになっています。

②処方箋の交付年月日と処方箋の使用期間

処方箋の使用期間欄に記載がない場合は、**処方箋交付の日を含めて４日以内**が調剤することができる期限になります。

③医薬品名

医薬品がきちんと特定ができるように記載されていることが必要です。複数の規格単位があるものや、複数の剤形（錠剤と口腔内崩壊錠）があるものは、それらが記載されていないと医薬品の特定ができません。

また、薬の量の記載にも注意が必要です。散剤などについては、処方箋に記載された量が、製剤量か原薬量なのかを間違えないようにしましょう。このような場合、通常は常用量から判断しますが、少しでも疑問があるときは、迷わず処方医に問い合わせましょう。

④用法・用量

１回あたり、及び１日あたりの服用（使用）量、服用時点、投与日数がきちんと記載されているか確認しましょう。なお、医薬品によっては１日おきに服薬する「隔日投与」や、徐々に服用量を減らして服用する「漸減投与」、服薬した後に一定の休薬期間が必要なものなどがありますので、このような指示を見落とさないようにしましょう。

⑤後発医薬品への変更

後発医薬品への変更、及び含量規格変更や、剤形変更が不可となっていないか確認しましょう。なお、処方箋を受け付けたら、まず患者さんが先発医薬品と後発医薬品のどちらを希望するのか確認する必要があります。

⑥麻薬処方箋の場合

麻薬の処方がある処方箋の場合、「備考欄」に**患者さんの住所**、**医師の麻薬施用者の免許証番号**が記載されているか確認しましょう（院内処方箋の場合には、患者さんの住所は省略可）。

2. 薬学的な監査

①投与日数

投与日数については、形式的な確認（記載不備）以外にも、薬学的な判断が必要になる部分があります。新医薬品、麻薬、向精神薬の投与日数については、下記の記載のようになっています。

〈新医薬品〉

その医薬品が薬価基準に収載された日の属する月の次の月から数えて1年を経過していないものは、処方1回あたり14日分まで（1年以上の臨床使用経験のある既収載品どうしを組み合わせた配合剤を除く→新規成分を含まない2種類以上の配合剤はOK）。

〈麻薬〉

処方1回あたり14日分又は30日分まで（医薬品ごとに定められています）。

〈向精神薬〉

処方1回あたり14日分、30日分又は90日分まで（医薬品ごとに定められています）。

このような投与日数制限がある医薬品であっても、「海外への渡航」と「連休（年末年始、ゴールデンウィークはよいが、お盆休みは不可）」の場合は、例外として長期投与（投与日数が14日を超える処方）が認められています。そのような場合、「長期投与の理由を備考欄に書く」ことになっています。なお、長期投与の理由が記載されていても、14日の投与制限がある医薬品は30日が限度（ただし、長期間渡航する船員の場合は180日まで可能）になります。

この他、適応症などによって投与日数が定められているものもあります（例えば、ザナミビルをインフルエンザの治療に使う場合、1回10mgを1日2回、5日間、吸入することになっています）。薬剤師はこのような点も含めて、処方箋監査をしなければなりません。

さらに薬剤師としては、投与日数が14日分を超える長期投薬であり、医薬品の長期保存が困難となる場合は、投与日数を分けて複数回調剤を行う（分割調剤）ことを考えることも大切です。なお、後発医薬品に変更可能な処方箋であって、初めて後発医薬品に変更する場合、患者さんの希望があれば分割調剤として試しに服用してみる期間を設けることもできます。

②服用時点

その医薬品が効果を発揮するための適切な服用時点になっているのか確認が必要です。例えば、糖尿病治療薬であるグリニド系薬剤では、食後投与では効果が減弱してしまいます。効果的に食後の血糖上昇を抑制するために、服用時点は毎食直前（食事の前5～10分以内、医薬品ごとに異なる）とすることになっています。

③投与するにあたっての制限

投与するにあたって制限のある医薬品もあります。例えば、耐性乳酸菌製剤であるビオフェルミンR®などは単独で処方することはできず、ペニシリン系、セファロスポリン系、アミノグリコシド系、マクロライド系、テトラサイクリン系、ナリジクス酸のいずれかの抗生物質製剤と一緒に投与しなければなりません。

④投与禁忌、相互作用

βブロッカーと喘息薬の併用など、同一処方箋上での投与禁忌を確認するのはもちろん、患者初回質問票（初来局の場合に既往歴や他科受診の状況等を患者さんに記入してもらうアンケート用紙のこと）や薬剤服用歴を活用した患者情報をふまえた処方監査も必要です。

〈現在の疾病と他科併用薬による禁忌の例〉

内科から前立腺肥大症治療のための内服薬を処方されている患者さんに対し、皮膚科から前立腺肥大症患者には投与禁忌の薬剤である抗ヒスタミン薬が処方された場合。

〈相互作用の例〉

ニューキノロン系抗菌剤と酸化マグネシウムの併用（キレート形成による吸収阻害）。

3. 処方箋上の注意してチェックすべき点
（年齢、性別、診療科、薬剤名、服用方法、用法用量などについて）

①年齢

処方箋には生年月日を記載することになっています。特に乳幼児の月齢の差は、投与量決定の際に影響を与えます。

未就学者の場合は、「6歳」と「備考欄」に記載することになっています（未就学者は患者一部負担金の割合が2割のため）。また、高齢受給者と後期高齢者医療受給対象者で一般・低所得者の場合は「高一」と記載し、7割給付（3割負担）の患者さんの場合は「高7」と「備考欄」に記載されますので確認しましょう（患者一部負担金の割合が異なるため）。

②性別

性別によって適応症がない場合などがあるため、確認が必要です。例えば前立腺肥大症の治療薬は男性にしか投与されませんし、閉経後骨粗しょう症治療薬である選択的エストロゲン受容体調整薬（SERM：Selective Estrogen Receptor Modulator）は、閉経後の女性にのみ投与される薬剤です。

③診療科

診療科の記載は必須項目ではありませんが、記載してあると患者さんの疾患が絞り込みやすくなります。例えば、エチゾラム錠0.5mg、1回1錠（1日3錠）、1日3回朝昼夕食後という処方が精神科から処方されていれば心身症、整形外科から処方されていればむち打ち等による頸椎症あるいは腰痛症、口腔外科から処方されていれば顎関節症や口臭不安症などの可能性が高いと推測することができます。また、小学生に小児科医から三環系抗うつ薬のイミプラミン塩酸塩が処方された場合は、遺尿症（おねしょ）のために服用する可能性が高いでしょう。

④薬剤名

医薬品の名称が似ている薬剤があるので、間違えないようにしっかり最後まで読みましょう。

〈類似する名称の例〉

アムロジン® 錠（先発医薬品の商品名）とアムロジピン錠（一般名）

⑤服用方法

最近では、週1回や月1回の服薬でよい製剤も増えてきています。また、抗がん剤などでは休薬期間が必要な薬剤もあり、確認が必要です。

一包化調剤の指示があれば、飲み忘れなどできちんと服用できない患者さんのため、服薬状況や残薬の確認が重要になります（服薬状況、残薬状況の確認は、処方箋受付時の調剤をする前に行います）。また、関節リウマチや脳梗塞後遺症などにより手指が不自由な方は、PTP（Press Through Package）シートから取り出せないことが考えられます。このような方には液剤も服用しづらいことが容易に想像できます。まずは状況を患者さんに確認しましょう。このように薬剤師は、その患者さんにとって最適な薬物療法となるように努力する必要があります。例えば、飲み込みが悪くて嚥下しづらい患者さんや、水分制限のある患者さんには口腔内崩壊錠を選択することも考えましょう。

⑥用法・用量

例えば、インフルエンザ治療薬のオセルタミビルは、治療に使用する場合と予防に使用される場合では用法・用量と投与日数が異なります（なお、インフルエンザの予防に使用する場合は、保険が使えないため自費処方箋になります）。

また、外用薬では使用回数と使用部位を記載することになっています。例として、点眼薬の場合では、どちら側の眼に1日何回点眼するかわからないと、きちんと患者さんに説明することができません。

⑦注射針や注射器（特定保険医療材料）の処方

保険のルールにより、注射針や注射器は、注射薬と一緒にしか処方できないことになっています。

資料1．「分割指示に係る処方箋」様式

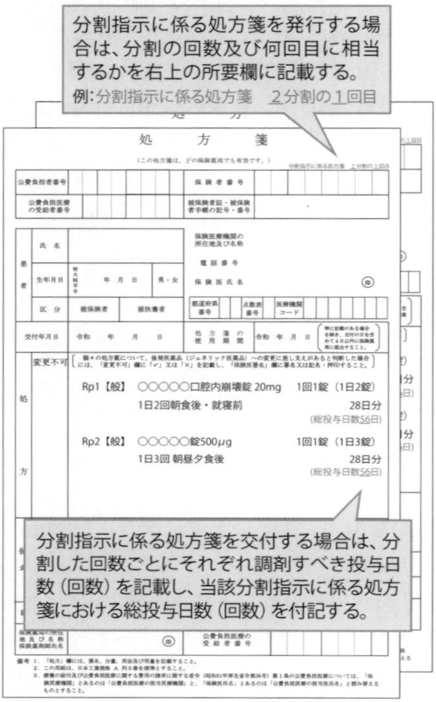

分割指示に係る処方箋を発行する場合は、分割の回数及び何回目に相当するかを右上の所要欄に記載する。
例:分割指示に係る処方箋　2分割の1回目
処　方　箋
Rp1【般】 ○○○○○口腔内崩壊錠 20mg　1回1錠（1日2錠）
1日2回朝食後・就寝前　28日分
(総投与日数56日)
Rp2【般】 ○○○○○錠500μg　1回1錠（1日3錠）
1日3回 朝昼夕食後　28日分
(総投与日数56日)
分割指示に係る処方箋を交付する場合は、分割した回数ごとにそれぞれ調剤すべき投与日数（回数）を記載し、当該分割指示に係る処方箋における総投与日数（回数）を付記する。

資料2．「分割指示に係る処方箋（別紙）」

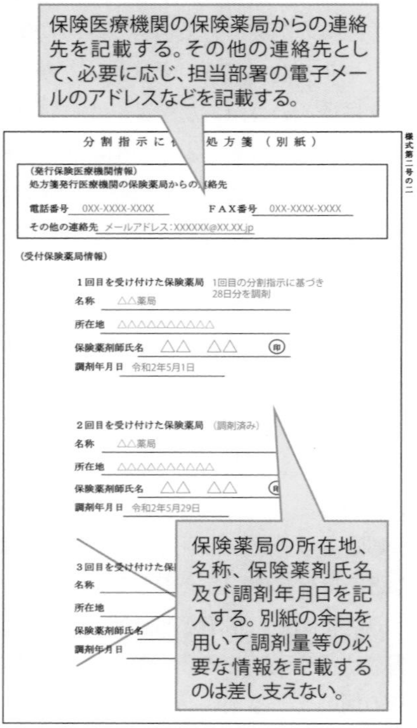

〔厚生労働省HPより〕

医師の分割指示に係る処方箋とは

分割調剤は、処方薬の長期保存が困難な場合や、後発品の試用（おためし）を目的として薬剤師がその必要性を判断して実施されますが、医師が分割調剤の指示を出す場合には、通常の処方箋様式とは別の「分割指示に係る処方箋」様式（資料1）を用います。この処方箋には、分割の回数とその処方箋が何回目に相当するのかを右上の記載欄に記入できるようになっています。また、合わせて「分割指示に係る処方箋（別紙）」（資料2）も添付します。この場合、分割の回数は3回までとなっています。

（鹿村　恵明）

■参考文献

1）保険薬局業務指針 2016年版．日本薬剤師会編．東京，薬事日報社，2016.
2）保険調剤Q&A 平成28年版．日本薬剤師会編．東京，じほう，2016.
3）新ビジュアル薬剤師実務シリーズ 上 薬剤師業務の基本［知識・態度］第3版．上村直樹，平井みどり監．東京，羊土社，2017.
4）新ビジュアル薬剤師実務シリーズ 下 調剤業務の基本［技能］第3版. 上村直樹, 平井みどり監. 東京, 羊土社, 2017.
5）第十三改訂調剤指針　増補版．日本薬剤師会編．東京，薬事日報社，2016.
6）Ph. D. SAWADAの処方せん鑑査ラボ．澤田康文編著．東京，南山堂，2011.
7）厚生労働省ホームページ（https://www.mhlw.go.jp/index.html）

part 2

事件発生！
処方例と謎解き

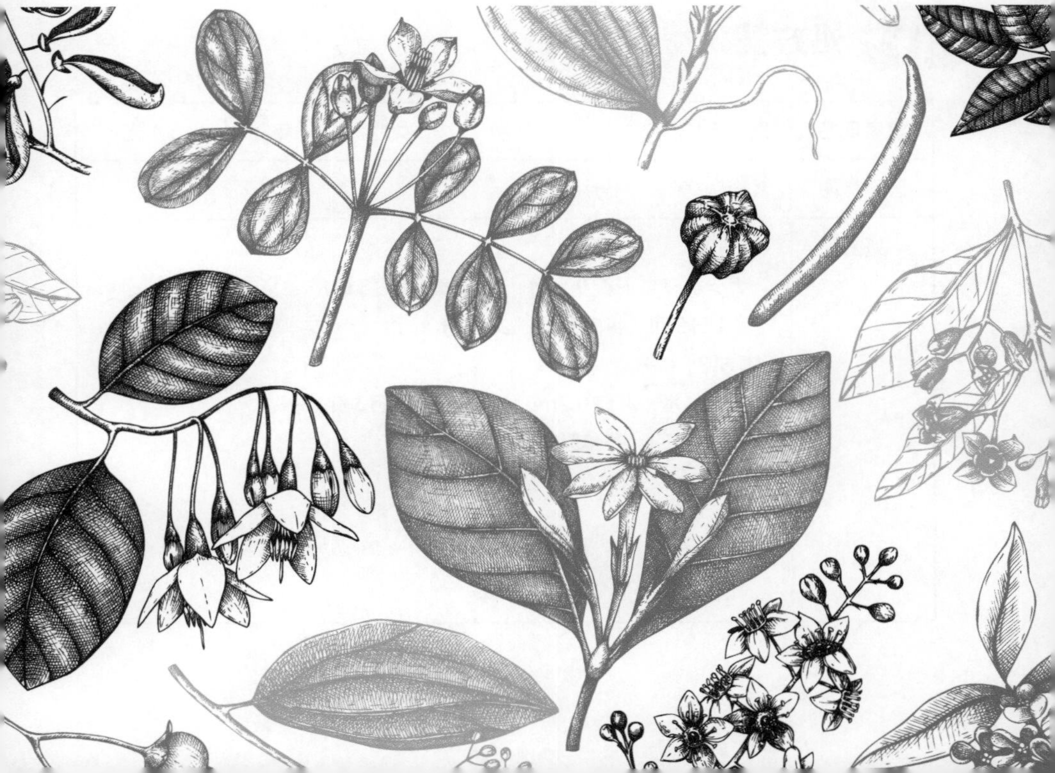

case

1

糖尿病治療薬が必要な理由

一般名・医薬品分類

①ナテグリニド
（分類）速効型インスリン分泌促進薬

②ボグリボース
（分類）α-グルコシダーゼ阻害薬

処方箋

患者氏名	東　ミツヨ	性別	女性	年齢	74歳
医療機関	A総合病院　内分泌科				
処方	（処方1） ナテグリニド錠90mg　1回1錠（1日3錠）…① 1日3回　毎食直前　28日分 （処方2） ボグリボース錠0.2mg　1回1錠（1日3錠）…② 1日3回　毎食直前　28日分				

事件発生

東さんは、今まで「食事と運動を行って薬による糖尿病治療を回避しましょう」と医師に言われてきましたが、ついに治療薬を使うことになり、不安に思っているようです。「こんなに頑張ったのに、どうしてこれらの薬が私に必要になったのかを説明して欲しい」と医師に伝えたところ、薬剤師さんから詳しく説明してもらって下さいと言われたとのことです。そのため、新人薬剤師のヒナさんは薬剤師として東さんに説明しなくてはなりません。

謎

この患者さんは、どんなタイプの糖尿病患者でしょうか？　そして、どのような服薬指導をしたらよいでしょうか？

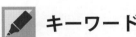

解　説

疾患名

糖尿病

キーワード

2型糖尿病、食後過血糖

状況証拠と物的証拠

まず、糖尿病はインスリン作用の不足により血糖値が高く維持された代謝疾患群のことです。特に日本人の糖尿病患者の95%近くを占める2型糖尿病は、膵臓β細胞からのインスリン分泌低下だけでなく、筋肉や肝臓、脂肪組織でのインスリン作用低下によって起こるため、血糖値のみを改善すれば問題が解決するという考え方ではなくなっていると言えます。

特に、慢性的な高血糖は細小血管に障害を起こします。そのため、毛細血管が多く存在し、障害が進むと自覚できる視力障害（網膜症）、しびれ・疼痛（神経症）と腎機能障害（腎症）が三大合併症といわれています（高度腎臓障害患者では、血液透析や腎臓移植が必要になります）。さらに、動脈硬化も促進するため、脳梗塞や心筋梗塞

図1　インスリン非依存状態の治療

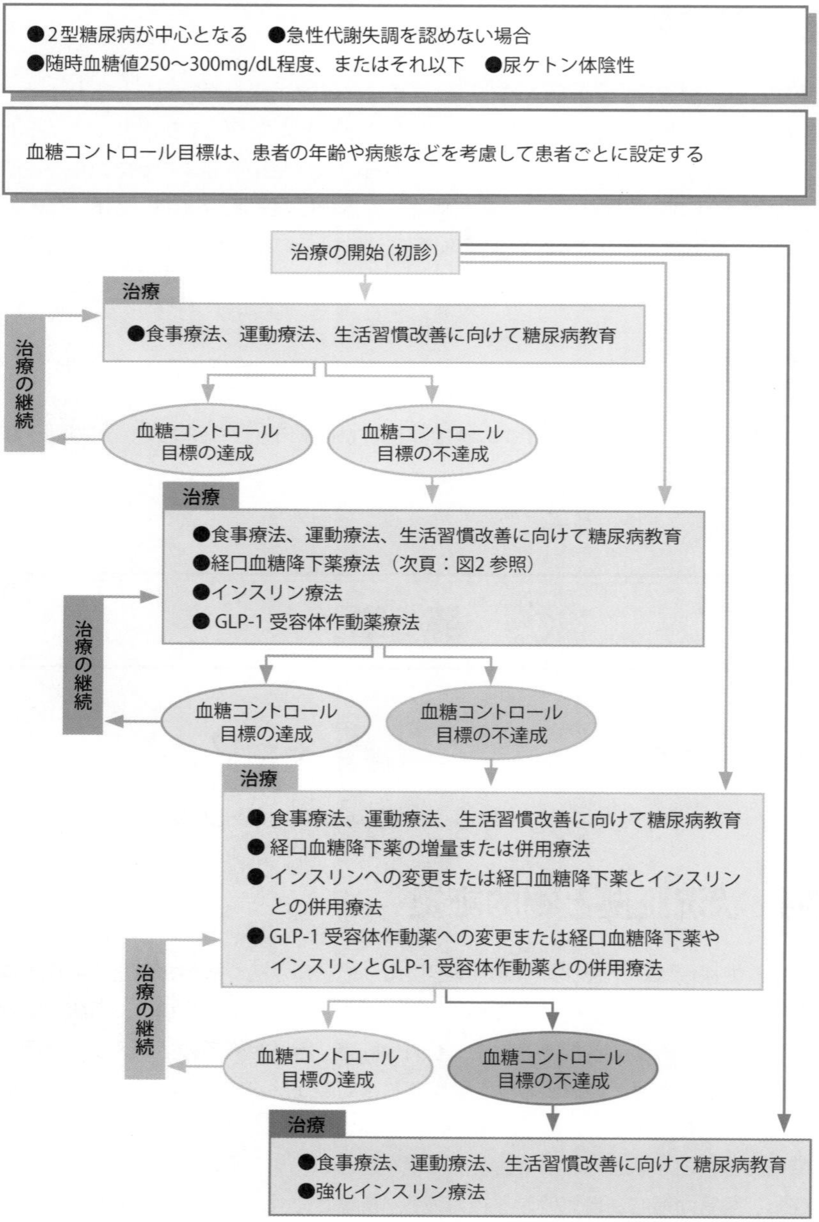

〔文献1）p.32より図8を転載〕

図2　病態に合わせた経口血糖降下薬の選択

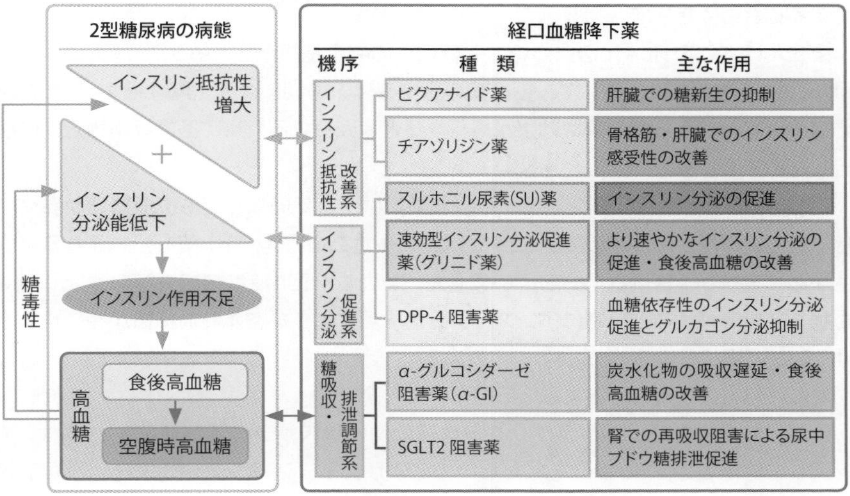

食事、運動などの生活習慣改善と 1 種類の薬剤の組合せで効果が得られない場合、2 種類以上の薬剤の併用を考慮する。
作用機序の異なる薬剤の組合せは有効と考えられるが、一部の薬剤では有効性および安全性が確立していない組合せもある。詳細は各薬剤の添付文書を参考のこと。

〔文献 1）p.33 より図 9 を転載〕

も引き起こすことがあります。神経症で足先の感覚が鈍くなったうえに血管障害も加わると、下肢の皮膚潰瘍などへと進展し、免疫力の低下も加わると壊疽を起こし、切断に至ることにもなります。

患者さんがこのような状態にまで至らないよう寄り添うとともに、健常人とかわらない生活の質（QOL）を確保することが、薬剤師としての役割になります。

なお、典型的な糖尿病の症状とされる口渇、多飲、多尿、体重減少（食欲低下を伴わない）等は、かなり高い血糖値（200 ～ 250mg/dL 以上）を示さないと見られないようです。

この患者さんは、食事・運動療法を継続していましたが、経口血糖降下剤 1 剤から開始とならなかったことを考えると、薬物による血糖コントロールが必要かつ、既に食事・運動療法だけでは血糖値があまり下がらない状態の 2 型糖尿病と考えられます（**図 1**）。なお、血糖コントロールが概ね良好なのか不良なのかについては、過去 1、2 ヶ月間の平均血糖値が反映される「HbA1c 値」が重要な指標になります。

HbA1c 値を血糖値とともに患者さんから聞き出すことで、長期的な改善傾向がみられているのかを把握することができ、薬物治療が十分効果を発揮しているのかを確認することもできます。

東さんは、このHbA1c値についても糖尿病の判定基準とされる6.5%以上になっていたと推察できます。そして、糖尿病の合併症は、早期に介入（薬物治療）した方が発症・進展が抑えられ、延命効果が得られると考えられるため、医師は薬物治療に移行したのでしょう。

2型糖尿病で、インスリン治療を行うまでには至っていなくても、血糖値が高く維持されている場合（140mg/dL以上）には、スルホニル尿素（SU）薬を処方される可能性がありますが、医師は処方していません。また、今回の2つの処方薬の作用や期待される効果を考えると、常にインスリン分泌を促すような空腹時血糖値が高い状態ではない、と考えられます。

次に、処方薬を考えてみましょう。

まず、処方されているナテグリニドは速効型インスリン分泌促進薬といわれ、インスリン分泌を促すSU構造をもたないのですが、インスリン分泌効果発現が短時間で、血中のインスリン上昇は早いけれど分泌の持続時間が短いという特徴があります（30分後には低血糖の危険が生じます）。そのため食直前に服用することで、空腹時血糖値があまり高くない患者さんの食後過血糖を下げることが可能です（**図2**）。

また、もう1つ処方されているボグリボースは、食事中に含まれる二糖類分解酵素の作用を競合阻害することで小腸からの単糖類の吸収を抑えます。一方で、糖尿病患者では血糖上昇に伴うインスリン分泌が遅れるために血糖値が高くなることから、*α*-グルコシダーゼ阻害薬を食事前に服用することにより、糖の分解・吸収を遅らせて、血糖値の上昇を抑える作用が期待できます。

以上から、このような処方の糖尿病患者さんは「空腹時血糖値はそれほど高くない」けれど、食事の後で血糖値が高く維持される「食後過血糖」になっていると考えられます。

謎解き

総合して考えると、東さんは食後過血糖となる軽～中程度の2型糖尿病患者であると、処方から読み取ることができます。

このような患者さんの場合には、特に規則正しい食事時間と食事量（カロリー）を意識させるよう、食事のコントロールを中心に指導を行い、低血糖の防止対策と、糖尿病の進行度をチェックする必要があります。

また、今回の処方薬において気を付けるべき副作用として、低血糖はもちろんなのですが、速効型インスリン分泌促進薬では心筋梗塞・肝障害など、α-グルコシダーゼ阻害薬では肝障害・腸閉塞・腸閉塞様症状などが特徴的な副作用になりますので、これらを服用している患者さんが、それらに通じる症状を訴えていないか、注意深く聞くようにしてください。また、α-グルコシダーゼ阻害薬による低血糖症状の改善にはブドウ糖を用いますが、低血糖による昏睡を防ぐために、携帯を忘れた際の対応策として、ブドウ糖を含むジュースを飲むことで代用できることを伝えておくとよいと思います。

なお、経口血糖降下薬での治療中であっても、次のような場合にはインスリン療法（注射）へと移行することがあります。

①経口血糖降下薬による治療では、十分な血糖コントロールが得られないとき

②肝・腎障害、SU薬の副作用などにより、インスリンに変更するとき

③妊娠を前提とするとき

④手術や感染症合併のとき

さらに、下記の場合には2型糖尿病でもインスリン依存状態になり、インスリン療法を行うことがあります。

①病歴が長く、インスリン分泌が重度に低下した場合

②重篤な感染症や外傷などによる一時的なインスリン依存状態の場合

③若年肥満男性に多い清涼飲料水ケトーシス（一時的なインスリン依存状態）の場合

このような場合、高血糖による糖毒性をインスリン注射により解除することで、インスリン非依存状態に戻る場合が多いのですが、必要に応じて継続されることもあります。

（根岸　健一）

■参考文献

1）糖尿病治療ガイド2018-2019．日本糖尿病学会 編・著．東京，文光堂，2018．

case

2

糖尿病患者における低血糖

一般名・医薬品分類

①メトホルミン塩酸塩
（分類）ビグアナイド系経口血糖降下剤

②プレガバリン
（分類）疼痛治療剤

③シタグリプチンリン酸塩水和物
（分類）選択的DPP-4阻害剤

④イプラグリフロジン L-プロリン
（分類）選択的SGLT2阻害剤

処方箋

患者氏名	葉山　ヒロヨシ	性別	男性	年齢	78歳
医療機関	B大学病院　内分泌内科				
処方	（処方1） メトホルミン塩酸塩錠250mg　1回1錠（1日3錠）…① 1日3回　朝昼夕食後　28日分 （処方2） プレガバリン口腔内崩壊錠75mg　1回1錠（1日2錠）…② 1日2回　朝夕食後　28日分 （処方3） シタグリプチンリン酸塩水和物錠50mg　1回1錠（1日1錠）…③ イプラグリフロジン L-プロリン錠50mg　1回1錠（1日1錠）…④ 1日1回　朝食後　28日分				

事件発生

葉山さんから、自分は何度も低血糖を起こすので、ブドウ糖を余分に渡してくれと頼まれました。どうもブドウ糖を余分に渡すまで納得してくれそうにありません。

謎

言われるままに毎回ブドウ糖を渡すだけでよいのでしょうか？そんなに頻繁に低血糖になっているとしたら、いつか糖尿病治療薬による副作用の低血糖で命を落としてしまわないか心配です！

解　説

疾患名

糖尿病（低血糖症状）

キーワード

2型糖尿病、低血糖症状、低血糖

状況証拠と物的証拠

初めに、今回処方されている医薬品について考えてみましょう。

メトホルミンはビグアナイド系経口血糖降下剤で、同系薬のフェンホルミンで乳酸アシドーシスの死亡例が出たことから使用されなくなっていましたが、本剤のインスリン抵抗性改善作用が注目され、近年使用されて処方が増えています（**図**）。ビグアナイド系経口血糖降下剤は、インスリン分泌促進作用はないのですが、肝臓からの糖の放出抑制、末梢における糖取り込み促進、消化管からの糖の吸収抑制による血糖降下作用を有していますので、低血糖を比較的生じにくい薬剤です。

プレガバリンは糖尿病に伴う神経障害性疼痛の治療薬で、過剰に興奮した興奮性神経系の各種興奮性神経伝達物質の放出抑制により鎮痛作用を発揮するため、低血糖を起こすとは考え難い薬剤です。

シタグリプチンリン酸塩水和物は選択的DPP-4（dipeptidyl peptidase IV）阻害剤で、小腸のL細胞から分泌されるインクレチンホルモンのGLP-1（glucagon-like peptide 1）

図　米国糖尿病学会（ADA）／欧州糖尿病学会（EASD）の共同声明による2型糖尿病治療における薬剤選択基準

健康的な食事、体重コントロール、身体活動の増加

初期単剤療法

	メトホルミン
効果（↓HbA1c）	強い
低血糖	低リスク
体重	増減なし／減少
副作用	消化管症状／乳酸アシドーシス
コスト	安価

▼ 3ヶ月以内に、各自のHbA1c目標値に達しない場合、2剤併用療法を行う

2剤併用療法

	メトホルミン	メトホルミン	メトホルミン	メトホルミン	メトホルミン	メトホルミン
	＋	＋	＋	＋	＋	＋
	SU薬	チアゾリジン薬	DPP-4阻害薬	SGLT2阻害薬	GLP-1製剤	インスリン（主に基礎）
効果（↓HbA1c）	強い	強い	中程度	中程度	強い	最も強い
低血糖	中リスク	低リスク	低リスク	低リスク	低リスク	高リスク
体重	増加	増加	増減なし	減少	減少	増加
副作用	低血糖	浮腫/心不全/骨折	まれ	性器・尿路感染/脱水/骨折	消化管症状	低血糖
コスト	安価	安価	高価	高価	高価	さまざま

▼ 3ヶ月以内に、各自のHbA1c目標値に達しない場合、3剤併用療法を行う

3剤併用療法

3剤併用療法	メトホルミン	メトホルミン	メトホルミン	メトホルミン	メトホルミン	メトホルミン
	＋	＋	＋	＋	＋	＋
	SU薬	チアゾリジン薬	DPP-4阻害薬	SGLT2阻害薬	GLP-1製剤	インスリン（主に基礎）
	＋	＋	＋	＋	＋	＋
このうちいずれか1剤	チアゾリジン薬	SU薬	SU薬	SU薬	SU薬	チアゾリジン薬
	DPP-4阻害薬	DPP-4阻害薬	チアゾリジン薬	チアゾリジン薬	チアゾリジン薬	DPP-4阻害薬
	SGLT2阻害薬	SGLT2阻害薬	SGLT2阻害薬	DPP-4阻害薬	SGLT2阻害薬	SGLT2阻害薬
	GLP-1製剤	GLP-1製剤	インスリン（主に基礎）	GLP-1製剤	インスリン（主に基礎）	GLP-1製剤
	インスリン（主に基礎）	インスリン（主に基礎）		インスリン（主に基礎）		

▼ 3剤併用療法を行っても3～6ヶ月後に目標HbA1c値に達しない場合、より複雑なインスリン療法を行う。通常はインスリン以外の薬1～2種類を併用する。

より複雑なインスリン療法	多様な投与量のインスリンの組合せ

〔文献1）p.67より一部追記改変して引用〕

を分解するDPP-4の働きを阻害します。GLP-1が、インスリン分泌促進、グルカゴン分泌抑制、胃内容物排出遅延、満腹感促進、食事量の抑制の作用などを有するため、その効果を持続させる目的で使用されていると考えられます。また、その作用機序から低血糖を起こしにくいと考えられます。

イプラグリフロジン L-プロリンは選択的SGLT2阻害剤で、腎臓の近位尿細管に存在するSGLT2（sodium–glucose cotransporter 2：Na^{+}/グルコース共輸送担体）を阻害することにより、ブドウ糖再吸収を抑制します。なお、このSGLT2は小腸には存在し

ないため、ブドウ糖吸収を抑制することはないと考えられますので、低血糖も起こしにくいと考えられます。

次に、この患者さんとその病態について考えてみましょう。

第一に、この処方箋は大学病院の内分泌内科から発行されていますので、医師は糖尿病専門医である可能性が高いと考えられます。本処方は、患者の病態を十分反映した処方になっていると想定できます。第二に、処方されている4剤すべてが、前述の通りインスリン分泌を促す作用をほとんどもたない医薬品だということが理解できます。第三に、①、③、④の医薬品は全て2型糖尿病かつ食事療法と運動療法で効果が不十分な場合に使用することとされています。

これらから推察すると、本患者さんは2型糖尿病であり、食事と運動療法では十分な血糖値の改善が得られず、糖尿病由来の疼痛を有する患者ではないかと考えることができます。また、インスリン分泌促進作用がほとんどない医薬品を処方されていることから、自己インスリン分泌能の弱い患者さんか（過去にインスリン分泌を促すスルホニルウレア系薬剤が使用されていれば、その可能性が高いと思われます）、低血糖になりやすい患者、あるいは低血糖症状を訴える回数が多い患者さんではないかと推察することができます。

謎解き

葉山さんが、食事療法と運動療法で十分効果が得られない患者さんで、かつインスリン分泌を促進しない医薬品が処方されていることを考え合わせると、訴えている「低血糖」が、実は、〝客観的な指標である低血糖〟ではなく、〝自覚症状たる低血糖症状〟である可能性を第一に疑ってよいのではないかと考えられます。

ゆえに、今回はブドウ糖を余分に渡しますが、代わりに以下のことを確認するとよいと思います。

このような患者さんの場合、自己血糖測定器を所持していることが多いので、まず所持しているかどうかを確認します。そして、自己血糖測定器を所持していれば、低血糖症状だと本人が思ったときに血糖値を測ってもらい、血糖値が低いようであれば、ブドウ糖を摂取して、値も記録してもらいます。そして、これらの記録を次回診察時に医師に見せるように伝えておきましょう。

患者さんには、血糖値が70mg/mL以下でなければ、「低血糖」という命に関わる状態ではなく、それは患者さん本人にしか分からない「低血糖症状」であると伝え、その症状が出現する血糖値は、個々人で異なることを伝えます。そうすれば、この患者さんが低血糖症状を訴える血糖値の目安にもなり、医師の処方設計にも役立ててもらえますし、何よりこの患者さんの糖尿病治療に貢献することができます。

なお、メトホルミンによる乳酸アシドーシス発生頻度は、9.6～16.2人/10万人程度ですが、副作用発生後の致死率は50%にも及ぶため、中等度以上の腎機能障害（メトホルミンの排泄の減少）、重度の肝機能障害（肝臓における乳酸代謝能の低下）、心不全、心筋梗塞、肺塞栓等心血管系、肺機能に高度の障害がないかどうか確認する必要があります。

また、シタグリプチンリン酸塩水和物は、主に腎臓で排泄されるため、腎機能障害のある患者では用量調節する必要がありますので、自覚症状や腎機能検査値を聞き出して記録して、問題がないか確認しましょう。

イプラグリフロジン L-プロリンですが、重度の肝機能障害のある患者さんに対しては低用量から投与する必要があり、重度腎機能障害や透析中の末期腎不全患者には使えません。また、患者さんには、糖分の含まれた尿が排泄されるため尿路感染及び性器感染を起こすことがありますので、症状とその対処方法について説明しておきましょう。さらに、利尿作用を有することから、多尿や頻尿が見られることがあり、高齢者や利尿薬併用患者では体液量が減ってしまうことがあるため、このような患者さんには適度な水分補給をするように伝えましょう。なお、前述のような症状を訴えた場合には、治療や休薬等を考慮する必要がありますので、医師に伝えるようにして下さい。

最後に、プレガバリンですが、指先などがピリピリ・ジンジンするような糖尿病による末梢性神経障害性疼痛に対する効果が、これまで用いられた医薬品よりも期待できると考えて処方されたものと推察できます。そこで葉山さんに、その様な症状があるか確認して、経過をみましょう。また、めまい、眠気以外に、心不全などの重篤な副作用の報告があるので、腎機能低下患者では、より副作用が発現しやすいことと、上述の処方薬の中にも同様の注意が必要な医薬品があることから、薬剤師として副作用発現に注意したモニタリングをしましょう。

尚、主に整形外科領域の治療で、本剤が使用されている場合には、適切な使用になっているのか確認する目的で、疼痛効果のモニタリングが必要であると考えます。

（根岸　健一）

■参考文献

1）岩岡秀明．わが国における2型糖尿病の第一選択薬．薬局　南山堂 2014; 65 (1): p.67.

case 3

COPD 患者における注意点

一般名・医薬品分類

①グリコピロニウム臭化物
（分類）気管支収縮抑制薬
（長時間作用性抗コリン薬）

②ナフトピジル
（分類）排尿障害改善薬
（アドレナリンα_1受容体遮断薬）

処方箋

患者氏名	八山　マサヤ	性別	男性	年齢	67 歳
医療機関	S病院　呼吸器科				
処方	（処方 1） シーブリ®吸入用カプセル50μg*　28カプセル…① 1日1回　1回1カプセル　朝吸入				
備考	＊専用の吸入用器具（ブリーズヘラー®）を用いて吸入する				

おくすり手帳より

・C泌尿器科医院より
ナフトピジル口腔内崩壊錠25mg　1回1錠（1日1錠）…②
1日1回　朝食後　30日分

事件発生

八山さんは若いころから40年以上タバコを吸っていましたが、ここ数年、息苦しさを訴え、3ヶ月前にS病院の呼吸器科を受診しました。COPD（慢性閉塞性肺疾患）と診断され、処方①を使用後順調に改善していました。

今回、新人薬剤師のヒナさんが手帳を確認したところ、処方②の記載があり、この処方内容を見た先輩薬剤師から疑義照会を行うように言われました。

謎

先輩薬剤師は、なぜ疑義照会を行う必要があると判断したのでしょうか？

解　説

疾患名

COPD（慢性閉塞性肺疾患）、
前立腺肥大症

キーワード

抗コリン薬、禁忌

状況証拠と物的証拠

COPDは、喫煙、大気汚染、遺伝素因などにより、気道、肺胞、肺血管に病変が生じ気流閉塞が起こる肺の炎症性疾患です。COPD患者の約90%に喫煙歴があり、死亡率は、喫煙者では非喫煙者に比べて約10倍高いといわれています。

気管支拡張薬であるグリコピロニウム臭化物やチオトロピウム臭化物水和物といった長時間作用性抗コリン吸入薬は、息切れを軽減し、QOLの改善及び増悪を抑え、運動耐容能を増加する働きがあるため、長時間作用性アドレナリンβ_2刺激薬とともにCOPDの薬物療法の中心となっています。本剤（シーブリ® 吸入用カプセル50μg）は、吸入の直前にシートからカプセルを取り出して本剤専用の吸入デバイス（ブリーズヘラー®）にいれ、吸入口を閉じることでカプセルに穴を開けてから薬の粉末を吸入します。

【抗コリン薬の副作用】

抗コリン薬は体内への吸収率が低いため、常用量であれば全身性の副作用が問題となることはほとんどありませんが、閉塞隅角緑内障及び前立腺肥大等による排尿障害のある患者さんへの投与は禁忌です。今回のような前立腺肥大症の患者さんでは、副作用として排尿困難となるおそれがあります。八山さんにたずねると、「最近おしっこの出が悪くて、この泌尿器科にかかった」とのことです。

八山さんは、排尿困難を加齢に伴う症状として認識していたため、泌尿器科を受診したことを呼吸器科の医師に伝えていませんでした。また、泌尿器科の医師には、使用している薬が吸入薬であったため特に伝えていなかったこともわかりました。

謎解き

COPDは、長期の喫煙歴があるなど前立腺肥大症と同様に中高年者に併発するケースが多く、お薬手帳及び会話の内容から、八山さんは前立腺肥大症の患者で排尿困難があることがわかるため、グリコピロニウム臭化物は禁忌となります。

グリコピロニウム臭化物とナフトピジルとの間に直接相互作用はなく、年齢や現在の症状、処方薬から現在の疾患を推測する必要があります。

よって、COPD治療薬の服薬指導をする際は、年齢（50歳以上）、下部尿路症状（頻尿・排尿困難・尿意切迫感など）、尿閉、尿路感染症などを確認することがポイントとなります。また他科受診の有無や医師に併用薬を伝えることなど、患者さんによって認識が異なることにも注意が必要です。

今回はグリコピロニウム臭化物が前立腺肥大に伴う排尿困難の症状を悪化させるおそれがあるため、疑義照会により、長時間作用性アドレナリンβ_2受容体刺激薬のインダカテロールマレイン酸塩（オンブレス®）吸入用カプセルに処方変更となりました。本剤も吸入デバイスとしてブリーズヘラー®を用います。

【疑義照会後の処方】

インダカテロールマレイン酸塩吸入用カプセル150μg　28カプセル
1日1回　1回1カプセル　朝吸入

（寺澤　雅治）

■参考文献

1）COPD（慢性閉塞性肺疾患）診断と治療のためのガイドライン2018［第5版］．日本呼吸器学会COPDガイドライン第5版作成委員会編．東京，メディカルレビュー社，2018.

case

4

吸入薬の変更後も症状が変わらない患者

一般名・医薬品分類

①ブデソニド・ホルモテロールフマル酸塩水和物

（分類）副腎皮質ステロイド（長時間作用型アドレナリンβ_2受容体刺激薬配合剤）

処方箋

患者氏名	高山　ハルオ	性別	男性	年齢	70 歳
医療機関	Y呼吸器科クリニック				
処方	（処方１） シムビコート® タービュヘイラー®60吸入　1本 … ① 1日2回　1回2吸入　朝・夕				

事件発生

高山さんは小児期に気管支喘息を発症してから長期にわたり治療を続け、ここ数年はフルチカゾンプロピオン酸エステル（フルタイド®100ディスカス®）で、コントロールは良好でした。しかし、3～4ヶ月前から症状が悪化し、2ヶ月前から処方①に変更となりましたが、その後の症状はむしろ悪化傾向にあります。

新人薬剤師のヒナさんは何か変だと疑問に思いました。

謎

シムビコート® タービュヘイラー® に変更後も症状が悪化しているのには何か原因があるのでしょうか？

解　説

疾患名

気管支喘息

キーワード

吸入デバイス、吸入方法

状況証拠と物的証拠

初回の吸入指導では、本人も吸入方法をしっかり理解されており、吸入力にも大きな問題はありませんでした。最初は1日2回の1回1吸入でやや改善したようでしたが、あまり効果が得られず、1回2吸入にしても症状の改善は実感できていなかったようです。

【吸入方法を再度確認】

実はこの患者さん、1回2吸入の指導を受けたにもかかわらず、**図**のように1回ずつ回して吸うのではなく、一度に2回カチカチと回してから吸っていました。

また、吸った感覚がないときは何回もカチカチ回していたことがあったようです。

発作時も同様に対応していたようですが、効果にはムラがあったようでした。

図　シムビコート® タービュヘイラー® の吸入指導の画面
（アストラゼネカホームページより）

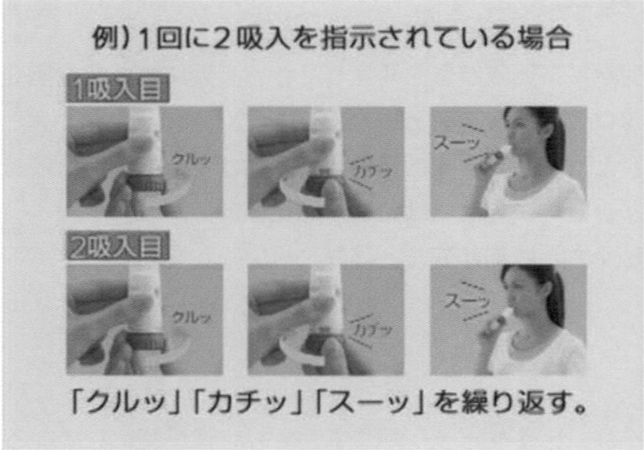

謎解き

気管支喘息やCOPD患者の高齢化が進み、手軽に吸入できるように設計された吸入デバイスにもピットフォール（落とし穴）が隠れています。高山さんの例は、吸入デバイスが「ディスカス」から「タービュヘイラー」に変わったことでピットフォールにはまってしまったといえます。

このような吸入の状況では、吸入量が安定しないのと、吸入器にすでに薬がなくなっていた可能性が考えられます。ドライパウダー吸入器では充填される薬剤量が少なく、また匂いや味がないものもあるため吸入した感覚が得られず、余分に吸ってしまうことがあります。

吸入指導ではメーカーが作成した添付の使用説明書を用いましたが、薬剤師が吸入方法をしっかりと説明することと、患者さんが理解しているかには大きな溝があったことがわかりました。薬剤師は「しっかり説明したからわかっているはず」と思い、患者さんは「家で説明書を見ればあとでもわかるはず」と、説明をあまり聞いていない可能性があります。また最初はできていても自分なりの解釈や思い込みで吸入方法が徐々に変わっていくこともあります。

その他の吸入器でも次のような吸入方法の間違いが起こっています（**表**）。

吸入指導ではいつも同じ使用説明書を使うのではなく、患者さんの年齢や性格、理解力にあわせて注意事項を加筆したり、吸入指導用の動画（**図**）を用いたりする工夫が必要です。また、吸入指導の際、状況によっては一回の吸入でどれくらいのお薬の量を吸うのか、実際に資材や見本等で見ていただくことも必要かもしれません。吸入指導後は、定期的に吸

表　主なドライパウダー吸入器（DPI : dry powder inhaler）の使用方法の間違いの例

吸入デバイス	製品名	分類＊	間違いの例	BA	COPD
ディスカス	フルタイド®	ICS	・カバーを開いたあと、カチッと音がするまでレバー操作を行っていない	○	
	セレベント®	LABA		○	○
	アドエア®	（配合）ICS+LABA		○	○＊2
ディスクヘラー	フルタイド®	ICS	・フタを垂直に立てていない（貫通が不十分）	○	
	セレベント®	LABA		○	○
タービュヘイラー	パルミコート®	ICS	・カチッと音がするまで回していない ・何回も回してしまう ・吸入口を持って回していた	○	
	オーキシス®	LABA			○
	シムビコート®	（配合）ICS+LABA		○	○
ハンディヘラー	スピリーバ®	LAMA	・カプセルを入れてボタンを押して穴を開けていない		○
ブリーズヘラー	ウルティブロ®	（配合）LABA+LAMA	・カプセルを入れずに毎回ボタンだけ押して使用		○
	シーブリ®	LAMA			○
	オンブレス®	LABA			○
エリプタ	アニュイティ®	ICS	・開け閉めを何回もしてしまう	○	
	レルベア®	（配合）ICS+LABA		○	○＊2
	エンクラッセ®	LAMA			○
	アノーロ®	（配合）LABA+LAMA			○
	テリルジー®	（配合）ICS+LABA+LAMA			○
ジェヌエア	エクリラ®	LAMA	・傾けてボタンを押している ・ボタンを押したまま吸入している ・傾けて吸入している		○
ツイストヘラー	アズマネックス®	ICS	・傾けてキャップをはずしている ・開け閉めを何回もしてしまう	○	
スイングヘラー	メプチン®	SABA	・吸入器を表示通り表（水平）にしないでボタンを押している ・空気取り入れ口を手でふさいでいる	○	○

＊ICS：吸入ステロイド
LABA：長時間作用性 β_2 刺激薬
BA：気管支喘息
SABA：短時間作用性吸入 β_2 刺激薬
LAMA：長時間作用性ムスカリン受容体拮抗薬（抗コリン薬）
COPD：慢性閉塞性肺疾患
＊2：規格により適応が異なる

入手技を確認し、医師とともに服薬アドヒアランスを高めていくことが極めて重要です。

医師には疑義照会にて吸入方法に問題があったことを伝え、吸入デバイスの再検討及び用量の見直しが行われることとなりました。

（寺澤　雅治）

■参考文献

1）喘息予防・管理ガイドライン2018. 一般社団法人日本アレルギー学会編，協和企画，東京，2018.
2）アストラゼネカホームページMediChannel〔http://med.astrazeneca.co.jp/patient/material/sym_howto.html（2019年10月閲覧）〕

case

5

抗真菌薬との相互作用

一般名・医薬品分類

①アゼルニジピン

（分類）高血圧治療薬
（Ca^{2+}チャネル遮断薬）

②イトラコナゾール

（分類）トリアゾール系抗真菌薬

処方箋

患者氏名	中村　アキマサ	性別	男性	年齢	78歳
医療機関	E大学病院　皮膚科				
処方	（処方1） アゼルニジピン錠8mg　1回1錠（1日1錠）…① 1日1回　朝食後　30日分 （処方2） イトラコナゾールカプセル50mg　1回1カプセル（1日1カプセル）…② 1日1回　朝食直後　30日分				

事件発生

長年高血圧で通院している中村さん。今は循環器内科でアゼルニジピン錠が処方されています。

今日は爪がおかしいので皮膚科にかかりました。先生が「これは爪の水虫ですね、お薬を出します。ついでに循環器の薬も処方しておきますから」と言われて処方箋を持ってきました。

新人薬剤師で勉強家のヒナさん、「抗真菌薬・イトラコナゾール」と聞いた途端に頭の中に赤信号が点灯しました。

謎

ヒナさんの頭にはなぜ赤信号が点灯したのでしょうか？ また、ヒナさんが新人薬剤師としてすごいのはなぜでしょうか？

解　説

疾患名

高血圧症、爪白癬症

キーワード

高血圧治療薬、抗真菌薬、
CYP阻害による相互作用

状況証拠と物的証拠

薬物の効果が、受容体との関係による薬力学と、体内動態との関係による薬物動態学から説明されることは知っていますね。薬物動態学の要素は吸収、分布、代謝、排泄で、代謝において最も重要なのが肝薬物代謝酵素（CYP：cytochrome P450）です。

多くの薬物はこのCYPで代謝されるので、CYPが阻害されると代謝の基質にあたる薬物の効果が強まることになります。

ヒナさんの中でひっかかったのは「トリアゾール系の抗真菌薬がCYP3A4を阻害する」ということを聞いたことがあったからです。そしてそれを確認したことがすごいのです。

表　代表的なヒト肝シトクロムP450（CYP）アイソザイムの阻害薬と代謝を受ける基質

CYP	主な阻害薬（代表的な商品名）	主な基質（代表的な商品名）
1A2	レボフロキサシン（クラビット） チクロピジン（パナルジン） フルボキサミン（ルボックス、デプロメール） ピリドンカルボン酸類 シメチジンなど	カルベジロール（アーチスト） クロピドグレル（プラビックス） プロプラノロール（インデラル） アセトアミノフェン、イミプラミン、カフェイン、ペンタゾシン、ハロペリドール、テオフィリンなど
2C9	アミオダロン（アンカロン） フルコナゾール（ジフルカン） イソニアジド、パロキセチン、フルバスタチン、メトロニダゾールなど	カルベジロール（アーチスト） ジクロフェナク（ボルタレン） ワルファリンカリウム（ワーファリン） NSAIDs、ロサルタンなど
2C19	ケトコナゾール（ニゾラール） チクロピジン（パナルジン） フルボキサミン（ルボックス、デプロメール） パロキセチン、オメプラゾール、ランソプラゾール、シメチジンなど	クロピドグレル（プラビックス） プロプラノロール（インデラル） オメプラゾール、アミトリプチリン他三環系抗うつ薬、ジアゼパム、シクロフォスファミド、フェニトイン、ランソプラゾールなど
2D6	アミオダロン（アンカロン） チクロピジン（パナルジン） キニジン、プロパフェノン、クロルフェニラミン、テルビナフィン、パロキセチン、リトナビルなど	カルベジロール（アーチスト） プロプラノロール（インデラル） コデイン、アジマリン、アミトリプチリン他三環系抗うつ薬、オンダンセトロン、チオリダジン、デキストロメトルファン、パロキセチン、メキシレチン、メトプロロール、リスペリドンなど
3A4	イトラコナゾール（イトリゾール） エリスロマイシン（エリスロシン） アミオダロン（アンカロン） エチニルエストラジオール、アゾール系抗真菌薬、マクロライド系抗生物質、シメチジン、ジルチアゼム、インジナビル、リトナビルなど	アゼルニジピン（カルブロック） アリスキレン（ラジレス） カルベジロール（アーチスト） クロピドグレル（プラビックス） タクロリムス（プログラフ） カルバマゼピン（テグレトール） アミオダロン、アミトリプチリン、アルプラゾラム、インジナビル、エストラジオール、エリスロマイシン、オメプラゾール、キニジン、クラリスロマイシン、グリベンクラミド、コデイン、ジアゼパム、シクロスポリン、ジルチアゼム、シルデナフィル、シンバスタチン、ゾニサミド、タクロリムス、タモキシフェン、テストステロン、トリアゾラム、ニフェジピン、ヒドロコルチゾン、ベラパミル、ミダゾラム、リドカインなど

CYPにはたくさんのアイソザイムがあり、それによって代謝の基質となる物質が異なります。CYP3A4が特に有名なのは、免疫抑制薬や高血圧治療薬を代謝し、問題になるケースが多いためです。大量のグレープフルーツジュースを飲んだらCYP3A4が阻害されてCa^{2+}チャネル遮断薬の血中濃度が上昇した、というのはあまりにも有名な話です。

謎解き

アゼルニジピンはCYP3A4で代謝される薬物（基質）で、イトラコナゾールはこのCYP3A4を阻害します（**表**）。したがってこの2種類は併用禁忌となっており、医師に問い合わせてどちらかを変更する必要があります。

CYPにまつわる薬物相互作用では、同じCYPで代謝される薬物同士の競合的拮抗も考えられますが、代謝酵素を阻害する薬物とその酵素の基質となる薬物の組合せの方が重要です。臨床上問題になるのは、CYP阻害薬と基質となる薬物の併用で、その他の組合せに比べ圧倒的に多いのです。

マクロライド系抗生物質、アゾール系抗真菌薬などのCYP3A4阻害薬は併用禁忌の薬剤が多いので覚えておきましょう。ただ、ルリコナゾール、エフィナコナゾールなどの抗真菌外用剤では併用に関する制限はなく、テルビナフィン内服錠では併用注意となっています。併用禁忌薬の多さではイトラコナゾールが別格といえるでしょう。

また、今回のように複数の病態が重なることによって薬物療法が複雑になり、併用禁忌の処方が起こるケースが増えていることも心にとめておいて下さい。

高齢化によって多くの病態を併発した患者さんが増えています。白内障で眼科に入院した患者さんの持参薬を調べると高血圧治療薬、利尿薬、糖尿病治療薬、骨粗しょう症治療薬、抗不整脈薬を併用していた、といった例はよくあります。

このような状況でも安全な薬物療法を維持するために薬剤師は働かなくてはなりません。薬の作用点、薬の動き方をよく理解し代表的な例を覚えておくことが大切です。

（奥山　清）

case

6

抗悪性腫瘍薬の投与量の確認

一般名・医薬品分類

①カペシタビン
（分類）抗悪性腫瘍薬

処方箋

患者氏名	清水　タカシ	性別	男性	年齢	70歳
医療機関	F病院　消化器外科				
処方	（処方1） カペシタビン錠300mg　1回4錠（1日8錠）…① 1日2回　朝夕食後　21日分 （21日間服用したら7日間は服用をしない）				
備考	本日から服用を開始、体表面積は1.6m^2				

事件発生

清水さんは先日F病院で大腸がん（結腸がん）の手術を受けました。今日は退院後はじめての外来受診で、主治医から前述の薬を処方してもらいました。

処方箋を手にした新人薬剤師のヒナさんは初めて見る薬だったので、調剤をためらっていたら、先輩薬剤師から「投与量の確認は慎重にね」とアドバイスをもらいました。

謎

投与量の慎重な確認が必要なのはなぜでしょうか？

解　説

疾患名

大腸がん（結腸がん）

キーワード

体表面積、投与目的（適応症）、プロドラック

状況証拠と物的証拠

カペシタビン（ゼローダ® 錠）の添付文書を開いてみると「用法・用量」欄にたくさんの表が記載されています（**表**）。投与する目的によって、A法（手術不能又は再発乳がん）・B法（手術不能又は再発乳がん、結腸・直腸がんにおける術後補助化学療法）・C法（治療切除不能な進行・再発の結腸・直腸がん又は胃がん）、D法（放射線照射を併用する直腸がんにおける補助療法）の4つの投与法があり、投与量はいずれも異なっています。さらに、患者さんの体表面積にあわせてそれぞれの投与法で投与量は異なります。

今回は結腸がん手術後の補助療法（再発防止）の処方箋です。したがって、B法による投与が該当します。B法では、清水さんの体表面積が1.6m^{2}なので、添付文書の投与量表から1回用量2,100mgであることが確認できます。また、服用法の詳細を見ると、「14日間連日経口投与し、その後7日間休薬する。これを1コースとして投与を繰り返す。」と記載されています。しかし、今回の処方箋では「1回1,200mg、21日間服用したら7日間は服用をしない」とA法による投与が医師から指示されています。

表　ゼローダ®錠添付文書（用法・用量）

【用法・用量】

手術不能又は再発乳がんにはA法又はB法を使用する。結腸・直腸がんにおける補助化学療法にはB法を使用し、治癒切除不能な進行・再発の結腸・直腸がんには他の抗悪性腫瘍薬との併用でC法を使用する。直腸がんにおける補助化学療法で放射線照射と併用する場合にはD法を使用する。胃がんには白金製剤との併用でC法を使用する。

A法：体表面積にあわせて次の投与量を朝食後と夕食後30分以内に1日2回、21日間連日経口投与し、その後7日間休薬する。これを1コースとして投与を繰り返す。

体表面積	1回用量
1.31m² 未満	900mg
1.31m² 以上1.64m² 未満	1,200mg
1.64m² 以上	1,500mg

B法：体表面積にあわせて次の投与量を朝食後と夕食後30分以内に1日2回、14日間連日経口投与し、その後7日間休薬する。これを1コースとして投与を繰り返す。なお、患者の状態により適宜減量する。

体表面積	1回用量
1.33m² 未満	1,500mg
1.33m² 以上1.57m² 未満	1,800mg
1.57m² 以上1.81m² 未満	2,100mg
1.81m² 以上	2,400mg

C法：体表面積にあわせて次の投与量を朝食後と夕食後30分以内に1日2回、14日間連日経口投与し、その後7日間休薬する。これを1コースとして投与を繰り返す。なお、患者の状態により適宜減量する。

体表面積	1回用量
1.36m² 未満	1,200mg
1.36m² 以上1.66m² 未満	1,500mg
1.66m² 以上1.96m² 未満	1,800mg
1.96m² 以上	2,100mg

D法：体表面積にあわせて次の投与量を朝食後と夕食後30分以内に1日2回、5日間連日経口投与し、その後2日間休薬する。これを繰り返す。なお、患者の状態により適宜減量する。

体表面積	1回用量
1.31m² 未満	900mg
1.31m² 以上1.64m² 未満	1,200mg
1.64m² 以上	1,500mg

図　カペシタビンの代謝経路

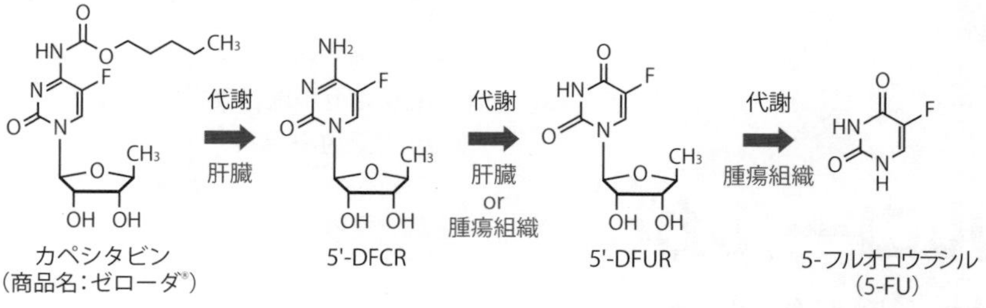

謎解き

清水さんの薬物療法は、本来B法で行われるべきところ、誤ってA法が記載されてしまっている可能性が考えられます。したがって、薬剤師は疑義照会によって「清水さんに対する投与目的が結腸がんにおける術後補助化学療法であること、その場合B法による投与が必要となり、1回2,100mg（7錠）を1日2回、14日間連日経口投与し、その後7日間休薬する。」との指示となることを処方医に確認し、処方内容の訂正が必要となります。A法・B法・C法・D法の投与量を1.6m^{2}の体表面積の場合で比較すると、1回1,200mg、2,100mg、1,500mg、1,200mgと1.75倍の違いがあります。また服用法の詳細は、A法が21日間服用後7日間休薬に対して、B法・C法が14日間服用後7日間休薬、D法が5日間服用後2日間休薬と異なっています。カペシタビンの投与目的を十分に確認しないと安全で有効な薬物療法は実施できないと考えられます。

一方、カペシタビンは消化管で吸収された後、肝臓でカルボキシルエステラーゼにより5'-deoxy-5-fluorocytidine（5'-DFCR）に代謝されます。続いて、主に肝臓や腫瘍組織に存在するシチジンデアミナーゼにより5'-deoxy-5-fluorouridine（5'-DFUR）に変換されます。さらに、腫瘍組織に高レベルで存在するチミジンホスホリラーゼ（TP）により活性体である5-FUに変換され抗腫瘍効果を発揮します（**図**）。このように抗腫瘍活性のないカペシタビンは、段階的に抗腫瘍活性のある5-FUに変換されるために、全身のばく露を最小限に抑え、高用量の5-FUを腫瘍組織へ選択的に供給することを可能としたプロドラッグとなります。薬剤師として薬剤の特徴を理解しておくことはとても大切なことです。

（杉浦　宗敏）

case
7

アルコールが飲めない人への化学療法

一般名・医薬品分類

①ドセタキセル水和物
（分類）抗悪性腫瘍薬

②生理食塩液
（分類）電解質溶液

処方箋

患者氏名	伊藤　サチコ	性別	女性	年齢	75 歳
医療機関	F 病院　呼吸器外科				
処方	（処方 1） ワンタキソテール® 点滴静注　90mg … ① 生理食塩液　100mL … ② 1 日 1 回　10：00 ～ 11：00　点滴静脈内投与				
備考	体表面積は 1.5m^2				

事件発生

伊藤さんは肺がん治療のために本日から抗悪性腫瘍薬による化学療法を開始します。新人薬剤師ヒナさんは伊藤さんの処方箋監査を行いました。薬剤の投与量を確認していたところ、先輩薬剤師から「伊藤さんはお酒がまったく飲めない」と助言をもらいました。ヒナさんはその助言の意図することを理解できませんでした。

謎

患者情報をどのように処方箋監査に利用すればいいのでしょうか？

解　説

疾患名

肺がん（非小細胞肺がん）

キーワード

脂溶性、飲酒習慣、調製法

状況証拠と物的証拠

ワンタキソテール®点滴静注（ドセタキセル水和物）の添付文書を開いてみると、「組成・性状」欄に添加物として、20mg/1mLの1バイアル中に無水エタノールが0.395g入っていることがわかります。これは、約40%のアルコール濃度となります。ドセタキセル水和物は脂溶性が高く、ワンタキソテール®点滴静注は成分を溶解するために40%の無水エタノールが溶解液として添加されていると考えられています。したがって、「使用上の注意」欄にはアルコールに過敏な患者さんには慎重投与と記載されており、注意が必要です（**図1**）。一方、タキソテール®点滴静注用（ドセタキセル水和物）の添付文書を開いてみると、「組成・性状」欄に添付される13%エタノール溶液を使用して調製時に薬剤を溶解する製剤であることがわかります（**図2**）。しかし、アルコールに過敏な患者に投与する際には、添付される13%エタノール溶液を使用せず生理食塩液又は5%ブドウ糖液による調製（調製法②）を行うように記載されています（**図3**）。ドセタキセル水和物は脂溶性が高く、水にはほとんど溶解しません。したがって、調製法②では生理食塩液又は5%ブドウ糖液を

図1　ワンタキソテール® 点滴静注添付文書（組成・性状）

【組成・性状】

<table>
<tr><td colspan="2">販　売　名</td><td>ワンタキソテール
点滴静注20mg/1mL</td><td>ワンタキソテール
点滴静注80mg/4mL</td></tr>
<tr><td colspan="2" rowspan="2">成　　分</td><td colspan="2">1バイアル中の分量※1</td></tr>
<tr><td>1 mL</td><td>4 mL</td></tr>
<tr><td>有効成分</td><td>日局ドセタキセル水和物
（ドセタキセルとして）</td><td>21.34mg
(20mg)</td><td>85.35mg
(80mg)</td></tr>
<tr><td rowspan="2">添 加 物</td><td>ポリソルベート80</td><td>0.54g</td><td>2.16g</td></tr>
<tr><td>無水エタノール</td><td>0.395g</td><td>1.58g</td></tr>
<tr><td colspan="2">性　　状</td><td colspan="2">微黄色～だいだい黄色澄明の液</td></tr>
<tr><td colspan="2">pH※2</td><td colspan="2">3.0 ～ 4.5</td></tr>
<tr><td colspan="2">浸透圧比※3</td><td colspan="2">約2（生理食塩液に対する比）</td></tr>
</table>

※1：本剤は調製時の損失を考慮に入れ、過量充填されている

※2：本品2.5gに水10mLを加えて混和した液について測定したとき

※3：生理食塩液又は5%ブドウ糖液250mLに混和したとき

〔使用上の注意〕

1. 慎重投与

(7) アルコールに過敏な患者［本剤は溶剤として無水エタノールを含有するため、アルコールの中枢神経系への影響が強く現れるおそれがあるので、本剤を投与する場合には問診により適切かどうか判断すること。］

図2　タキソテール® 点滴静注添付文書（組成・性状）

【組成・性状】

タキソテール点滴静注用バイアル※1

<table>
<tr><td colspan="2">販　売　名</td><td>タキソテール点滴静注用
80mg</td><td>タキソテール点滴静注用
20mg</td></tr>
<tr><td colspan="2" rowspan="2">成　　分</td><td colspan="2">1バイアル中の分量</td></tr>
<tr><td>2 mL</td><td>0.5mL</td></tr>
<tr><td>有効成分</td><td>日局ドセタキセル水和物
（ドセタキセルとして）</td><td>85.35mg
(80mg)</td><td>21.34mg
(20mg)</td></tr>
<tr><td>添 加 物</td><td>ポリソルベート80</td><td>適量</td><td>適量</td></tr>
<tr><td colspan="2">性　　状</td><td colspan="2">黄色～だいだい黄色澄明の粘稠性のある液</td></tr>
<tr><td colspan="2">pH※2</td><td colspan="2">3.0 ～ 4.0</td></tr>
<tr><td colspan="2">浸透圧比※3</td><td colspan="2">約1（生理食塩液に対する比）</td></tr>
</table>

添付溶解液（13%エタノール溶液）※1

<table>
<tr><td rowspan="2">成　　分</td><td colspan="2">1バイアル中の分量</td></tr>
<tr><td>6 mL</td><td>1.5mL</td></tr>
<tr><td>日局エタノール</td><td>764.4mg</td><td>191.1mg</td></tr>
<tr><td>性　　状</td><td colspan="2">無色澄明の液</td></tr>
</table>

※1：本剤は調製時の損失を考慮に入れ、過量充填されている。

※2：本品の10w/w%水溶液について測定したとき

※3：添付溶解液で溶解後、生理食塩液250又は500mLに混和したとき

加えた後、激しく振り混ぜ、さらに十分に溶解されたことを確認するために10分程度放置する必要があります。ワンタキソテール®点滴静注はあらかじめ無水エタノールで溶解されており、薬剤調製時の負担を軽減した製剤となりますが、患者情報を考慮してタキソテール®点滴静注用でアルコールフリーとなるように薬剤を調製することもあります。

図3　タキソテール® 点滴静注用添付文書（調製方法）

調製法②　添付溶解液を使用しない場合

アルコールに過敏な患者へ投与する場合は、下記の方法により調製すること。

1 タキソテール点滴静注用（20mg製剤と80mg製剤）と調製用輸液
タキソテール点滴静注用バイアルと調製用の生理食塩液又は５％ブドウ糖液を用意する。

2 生理食塩液又はブドウ糖液の注入
本剤は過量充填されているため、80mgバイアルには７mL、20mgバイアルには1.8mLの生理食塩液又は５％ブドウ糖液を用いて溶解する。

3 プレミックス液（タキソテール点滴静注用と調製用輸液の混合液）の調製
タキソテール点滴静注用バイアルに生理食塩液又は５％ブドウ糖液を注入したら、直ちに激しく振り混ぜる。

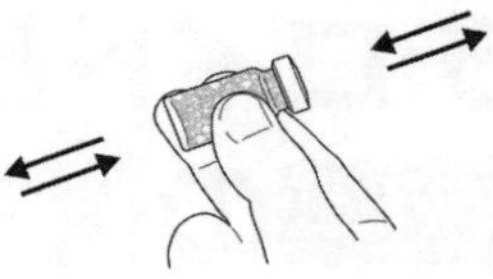

4 プレミックス液の内容確認
タキソテール点滴静注用バイアルの混和が終わったら、ある程度泡が消えるまでバイアルを倒立させて放置（約10分間）し、溶液が澄明で均一に混和していることを確認する。均一でない場合（例えば、ゼリー様の塊が浮遊している場合など）、均一になるまで混和を繰り返す。
このプレミックス液は、１mL中に10mgのドセタキセルを含有する。

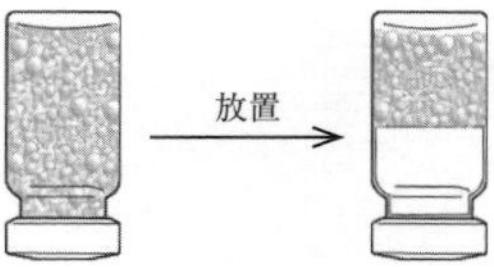

謎解き

伊藤さんはワンタキソテール® 点滴静注を90mg投与する予定なので、今回の投与によって無水エタノールを1.778g摂取することになります。これは、アルコール含量が5%程度のビールに換算して、約37.5mL飲用したときの摂取量と同程度です。お酒がまったく飲めない伊藤さんは、ワンタキソテール® 点滴静注を投与されるたびにアルコールによって辛い思いをする可能性があります。

薬剤師は疑義照会によって、「伊藤さんがお酒をまったく飲めないこと」を処方医に伝え、タキソテール® 点滴静注用に薬剤を変更し、アルコールフリーとなる調製法②による薬剤調製を行う必要があります。

また、ドセタキセル水和物は薬剤の投与に最も影響を及ぼす副作用が骨髄抑制となります。したがって、ドセタキセル水和物の用量規制因子（Dose Limiting Factor）は好中球数であり、処方箋監査時には投与当日の好中球数を必ず確認し、もし2,000/mm^{3}未満の場合は投与を延期する必要があることを医師に伝えましょう。薬剤師として患者情報を十分に把握して、適切な薬物療法の実施に反映させることはとても重要なことです。

（杉浦　宗敏）

case

8

副腎皮質ステロイドと抗菌薬の併用

一般名・医薬品分類

①プレドニゾロン
（分類）副腎皮質ステロイド

②スルファメトキサゾール・トリメトプリム
（分類）合成抗菌薬

③酸化マグネシウム
（分類）制酸・緩下剤

処方箋

患者氏名	田中　コウシロウ	性別	男性	年齢	52歳
医療機関	G総合病院　血液内科				
処方	（処方１） プレドニゾロン錠5mg　1回10錠（1日20錠）…① 1日2回　朝昼食後　4日分 （処方２） スルファメトキサゾール・トリメトプリム配合錠　1回1錠（1日2錠）…② 1日2回　朝夕食後　9日分（月・水・金） （処方３） 酸化マグネシウム錠330mg　1回2錠（1日6錠）…③ 1日3回　朝昼夕食後　21日分				
備考	酸化マグネシウムは自己調節可				

事件発生

田中さんが、今回初めて来局しました。いつもは病院で薬をもらって帰りますが、今回から外の薬局で薬をもらうように医師から指示されて来局したとのことです。

新人薬剤師のヒナさんは、副腎皮質ステロイドが20錠？ 4日分？ 抗菌薬は週3日？ と処方の意図がわからず困惑しています。

謎

一体なんの疾患に副腎皮質ステロイドを使っているのでしょうか？

解　説

疾患名

悪性リンパ腫

キーワード

CHOP療法、外来化学療法

状況証拠と物的証拠

プレドニゾロンの添付文書には、「本剤の投与量、投与スケジュール、漸減中止方法等については、関連学会のガイドライン等、最新の情報を参考に投与すること」と記載されています。したがって、副腎皮質ステロイドは「典型的な使い方を一つ覚えていればよい」というわけにはいきません。

【診療科に注目】

副腎皮質ステロイドの適応は多く、内科だけにとどまらず、皮膚科、耳鼻咽喉科、眼科、整形外科など多くの診療科で処方される可能性がありますが、田中さんは血液内科を受診したわけですから、貧血や白血病・悪性リンパ腫などの血液疾患に使用されていることが予想できます。また、今回とは異なりますが、パルス療法のような短期間で高用量の副腎皮質ステロイドが使用される場合は、症状をみながら漸減していくことで副作用の回避を図ることもあります。

【抗菌剤の予防投与】

薬剤の投与間隔が長い場合、「腎機能が悪いのでは？」という考え方もありますが、抗菌剤の場合は、予防投与という使い方もあります。スルファメトキサゾール・トリメトプリムには、免疫抑制状態の患者に対するニューモシスチス肺炎の発症抑制という適応があり、連日又は週3日経口投与します。したがって、前述のような血液疾患（特にがん患者さん）に対して抗菌剤を予防投与していることがわかります。

謎解き

酸化マグネシウムの1日量が約2gであることから、緩下目的であることはわかりますが、疾患によるものなのか、薬剤性なのかは判別できません。しかし、血液疾患、プレドニゾロン100mg/日、ニューモシスチス肺炎発症抑制、というパズルをあてはめていくと、悪性リンパ腫に対するCHOP療法が連想できるのではないでしょうか。CHOP療法とは、C：シクロホスファミド、H：ドキソルビシン、O：ビンクリスチン、P：プレドニゾロン、の4剤による治療です（**図**）。したがって、酸化マグネシウムはビンクリスチンの代表的な副作用である便秘への対策と考えられます。

このように、ステロイド剤の適応は多岐にわたりますが、血液内科と抗菌剤の予防

図　CHOP療法の概要

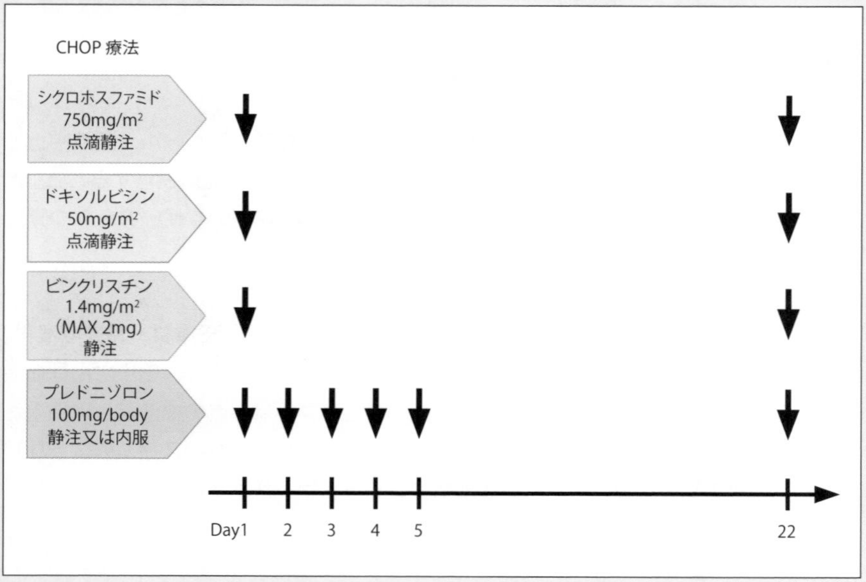

投与から「悪性腫瘍」であることが想定できます。しかし、病院での点滴治療と内服薬の組合せは処方箋だけの情報では把握しづらいので、病院での治療について情報収集しましょう。また、支持療法は多岐にわたります。本処方以外にも、発熱性好中球減少症への対応（抗菌剤）、腫瘍崩壊症候群への対応（高尿酸血症治療薬）、遅発性悪心・嘔吐対策（制吐薬）、プレドニゾロンの副作用対策（プロトンポンプ阻害薬等）といったものが予想できるようになりましょう。

（吉澤　一巳）

case

9

がん化学療法の支持療法

一般名・医薬品分類

①炭酸水素ナトリウム
（分類）制酸薬

②酸化マグネシウム
（分類）制酸・緩下剤

③ウルソデオキシコール酸
（分類）催胆薬、コレステロール胆石溶解薬

処方箋

患者氏名	佐藤　アキヒロ	性別	男性	年齢	62歳
医療機関	G総合病院　消化器内科				
処方	（処方１） 炭酸水素ナトリウム　1回0.5 g（1日2 g）…① 1日4回　朝昼夕食後・就寝前　4日分 （処方２） 酸化マグネシウム　1回0.5 g（1日2 g）…② 1日4回　朝昼夕食後・就寝前　4日分 （処方３） ウルソデオキシコール酸錠100mg　1回1錠（1日3錠）…③ 1日3回　朝昼夕食後　4日分				
備考	本日より4日間服用				

事件発生

佐藤さんが、今回初めて来局しました。今までは病院に入院して治療を行っていましたが、今回から外来通院で点滴治療を行うことになったとのことです。

新人薬剤師のヒナさんは、制酸薬と肝機能改善薬が4日分では次の外来日まで足りないのではないかと心配しています。

謎

4日間の制酸薬と肝・胆・消化機能改善剤の投与はなんのためでしょうか？

解　説

疾患名

直腸がん

キーワード

イリノテカン、外来化学療法、
副作用対策（下痢予防）

状況証拠と物的証拠

処方されている3剤の添付文書を確認しただけでは、処方の意図を読み取ることはできません。診療科、入院中の治療などの情報を統合的に理解し、処方の意図を考えてみましょう。

【診療科に注目】

添付文書から見つけられる手がかりは、酸化マグネシウムの緩下作用、炭酸水素ナトリウムの制酸作用とアルカリ化作用（アシドーシス改善作用）、ウルソデオキシコール酸の利胆作用です。また、佐藤さんは消化器内科を受診されたわけですから、上部消化管疾患や肝・胆道系疾患を連想させますので、新人薬剤師のヒナさんは処方日数が気になったのでしょう。

【外来での点滴治療（外来化学療法）】

服薬指導の際、患者さんが「がん告知」をされているかどうかが問題となりますが、

図　消化器がんにおけるイリノテカンを用いた代表的なレジメン

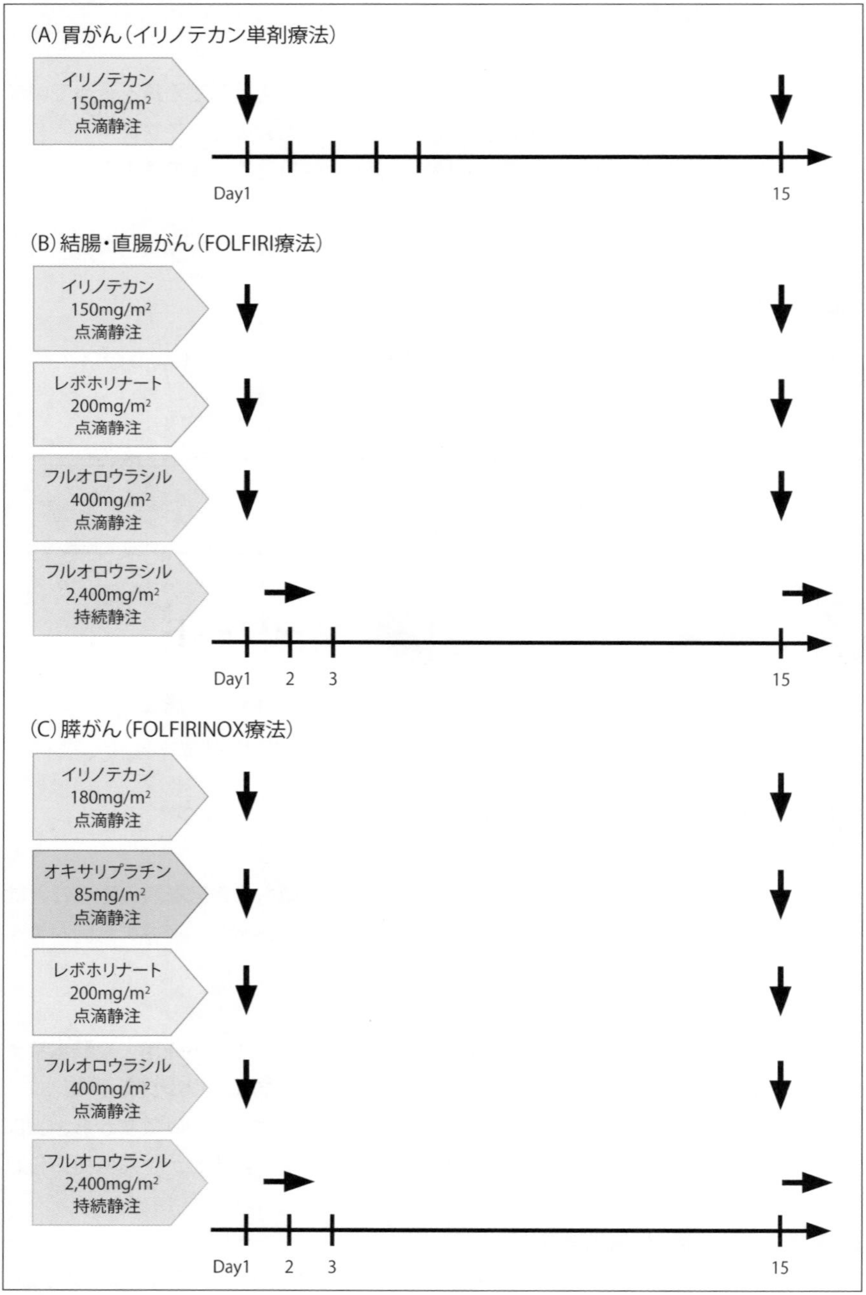

化学療法や放射線療法といった治療を受けるにあたってほとんどの患者が告知されています。したがって、告知の問題に配慮しつつも、医師から伝えられた病名、入院中の治療について、外来での点滴治療の様子など、多くの情報を収集すると、本処方の目的がイリノテカンという抗がん剤の副作用対策であることがわかります。

【イリノテカンを用いたがん化学療法】

イリノテカンの添付文書には、肺がん、乳がん、胃がん、結腸・直腸がん、卵巣がん、膵がんなど多くの適応症があります。佐藤さんは消化器内科を受診されたわけですから、胃がん、結腸・直腸がん、膵がんに絞られます。イリノテカンを用いた代表的なレジメンとして、胃がん：イリノテカン単剤療法、結腸・直腸がん：FOLFIRI（イリノテカン＋フルオロウラシル＋レボホリナート）療法、膵がん：FOLFIRINOX（イリノテカン＋オキサリプラチン＋フルオロウラシル＋レボホリナート）療法があげられます（**図**）。

謎解き

今回の処方は、イリノテカンの副作用である遅発性下痢の軽減を目的に使用されています。イリノテカンの活性代謝物SN-38は、グルクロン酸抱合体となり不活化されて胆汁排泄されますが、一部は腸内細菌により再び活性体のSN-38となり腸肝循環することで腸管細胞を障害して遅発性の下痢を生じさせます。その対策として、腸管や胆汁のアルカリ化と排便のコントロールを行い、SN-38の再吸収を遅らせて排泄を促進することでイリノテカンの下痢軽減につながることが報告されています。炭酸水素ナトリウムは腸管内のアルカリ化、酸化マグネシウムは排便によるSN-38の排泄促進、ウルソデオキシコール酸は胆汁のアルカリ化とグルクロン酸抱合体の維持のために処方されています。イリノテカンによる下痢対策には、その他にもロペラミドや半夏瀉心湯が処方されます。ロペラミドは下痢した場合の頓服として使用され、半夏瀉心湯はイリノテカン投与2～3日前から服用を開始して下痢の予防あるいは軽減を目的に使用されます。

このように、病院での点滴治療と院外処方の内服薬の組合せは処方箋の情報だけでは把握しづらいので、病院での治療について情報収集しましょう。また、今回は処方されていませんが、制吐目的でデキサメタゾン、5-HT_3受容体拮抗薬、アプレピタント（NK_1受容体拮抗薬）といった薬剤が処方されることが多いので、本処方＋制吐剤の組合せは外来がん化学療法の支持療法の典型例として覚えておきましょう。

（吉澤　一巳）

case

10

がん疼痛とレスキュー薬

一般名・医薬品分類

①メロキシカム
（分類）非ステロイド性抗炎症薬（NSAIDs）

②酸化マグネシウム
（分類）局所性（非吸収性）制酸薬

③オキシコドン塩酸塩水和物
（分類）麻薬性鎮痛薬、麻薬拮抗薬

④プロクロルペラジンマレイン酸塩
（分類）統合失調症治療薬

処方箋

患者氏名	高橋　アオイ	性別	女性	年齢	60歳
医療機関	H病院　麻酔科				
処方	（処方1） メロキシカム錠10mg　1回1錠（1日1錠）…① 1日1回　朝食後　14日分 （処方2） 酸化マグネシウム錠250mg　1回1錠（1日3錠）…② 1日3回　朝昼夕食後　14日分 （処方3） オキシコドン塩酸塩水和物徐放錠5mg　1回1錠（1日2錠）…③ 1日2回　12時間ごと（8時、20時）　14日分 （処方4） オキシコドン塩酸塩水和物散2.5mg　1回1包 疼痛時　1時間あけて繰返し　10回分 （処方5） プロクロルペラジンマレイン酸塩錠5mg　1回1錠…④ 嘔気時　5回分				

事件発生

がん疼痛治療を受けることになった高橋さんの家族から、医療用麻薬の使い方について教えてほしいとの申し出がありました。新人薬剤師のヒナさんは最新の情報も含めて整理することにしました。

謎

がん疼痛とその治療薬について、どう説明すればよいのでしょうか？

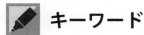

解　説

疾患名

がん疼痛

キーワード

がん疼痛、基本投与、レスキュー薬

状況証拠と物的証拠

【がん疼痛の分類】

国際疼痛学会は「痛み」を「実際に何らかの組織損傷が起こったとき、あるいは組織損傷が起こりそうなとき、あるいはそのような損傷の際に表現されるような、不快な感覚体験及び情動体験」としています。神経学的には侵害受容性疼痛（体性痛、内臓痛）、神経障害性疼痛に分類されています。

【痛みのパターンによる分類】

一口に痛みといってもさまざまなパターンがあります。例えば、「持続痛」は「24時間のうち12時間以上経験される平均的な痛み」と定義されていますが、鎮痛薬を用いて緩和された結果の持続痛と、鎮痛薬が不十分な場合や、痛みが急速に増強したために緩和されない持続痛など、同じ持続痛でも種類が異なります。

また、「突出痛」とは統一した定義はありませんが「持続痛の有無や程度、鎮痛薬治療の有無にかかわらず発生する一過性の痛みの増強」とされています。痛みの発生からピークに達するまでの時間は3分程度と短く、平均持続時間は15 ～ 30分で、90%

図　WHO方式3段階除痛ラダー

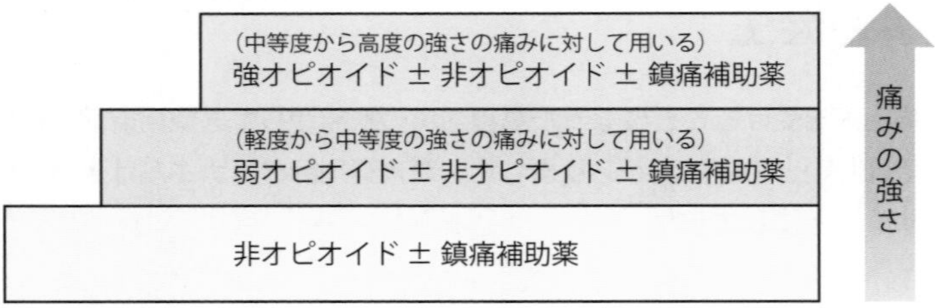

は1時間以内に終息するとされています。その痛みの発生部位の8割が持続痛と同じ場所であるのが特徴です。

【WHO方式がん疼痛治療法】

痛みのマネジメントとしての第一の目標は、「痛みに妨げられない夜間の睡眠が得られること」、第二の目標は「安静時の痛みの消失」、第三の目標は「体動時の痛みの消失」としています。そのために使用する鎮痛薬については「経口的に（by mouth）」、「時間を決めて規則正しく（by the clock）」、「除痛ラダーに従って効力の順に（by the ladder）」、「患者ごとの個別的な量で（for the individual）」、「その点で細かい配慮を（with attention to detail）」という五原則が唱えられています。特に「三段階除痛ラダー」は鎮痛薬使用のガイドラインとしてよく知られています（**図**）。

【オピオイドによる副作用とその対策】

オピオイドによる副作用としてまずあげられるのは、「嘔気・嘔吐」、「便秘」などの消化器症状です。嘔気・嘔吐に対してはドパミン受容体拮抗薬（ハロペリドール、クロルプロマジンなど）、抗ヒスタミン薬（ジフェンヒドラミンなど）、消化管運動亢進薬（メトクロプラミド、ドンペリドンなど）、非定型抗精神病薬（オランザピン、リスペリドンなど）等を投与します。一方、便秘に対しては浸透圧性下剤（酸化マグネシウム、ラクツロース）、大腸刺激性下剤（センナ、ピコスルファートナトリウムなど）を投与します。また、2017年3月には、消化管の末梢 μ オピオイド受容体に作用するオピオイド誘発性便秘症治療薬、ナルデメジントシル酸塩錠（スインプロイク® 錠）が承認されました。

今回高橋さんに処方されている薬剤は、非オピオイド鎮痛薬で充分な鎮痛効果が得られない、又は中等度以上の痛みに対する処方例です。オピオイド投与で気をつけなくてはならないのは嘔気、便秘などですが、本処方例ではプロクロルペラジンマレイン酸塩、酸化マグネシウムが処方されています。

【基本投与とレスキュー薬】

オピオイド鎮痛薬の基本投与により、慢性疼痛はある程度緩和できても、一時的に増強する痛み（突出痛）がしばしば出現します。この突出痛を緩和するため、即効性のオピオイド製剤を使用した追加投与（レスキュー薬）が必要になります。従来はレスキュードーズという語が汎用されていましたが、2014年に提供されたガイドラインではレスキュー薬という語に統一しています。

レスキュー薬に使用できる強オピオイド製剤としてフェンタニルクエン酸塩含有製剤（アブストラル® 舌下錠、イーフェン® バッカル錠、フェンタニル注射液）、オキシコドン塩酸塩水和物含有製剤（オキノーム® 散）、モルヒネ塩酸塩水和物含有製剤（オプソ® 内服液、モルヒネ塩酸塩錠・原末）等が知られています。また近年は、メサドン塩酸塩、ヒドロモルフォンの徐放錠、即放錠なども新たに使用されるようになっており、添付文書などを通して適切な疼痛管理が求められます。

レスキュー効果を「痛み」と「眠気」から評価したとき、「痛みも眠気もない」場合が「レスキュー効果十分」と考えることができます。また、「痛みは除かれたのに眠気が出現」した場合は「レスキュー用量が過量」であるといえます。一方、「痛みが除かれず眠気がない」場合は「レスキュー用量が不足」しているといえます。さらに「痛みも眠気も除かれない」場合はレスキュー効果は期待できません。

謎解き

ヒナさんは、高橋さんのご家族に次のように説明しました。

「今回、オキシコドン塩酸塩水和物が錠剤と散剤の2種類でています。慢性的な痛みは、錠剤を12時間ごとに飲むことでとれるのですが、一時的に痛みが強くなる場合には、散を追加します。1時間たっても痛みがひかない場合は散を1包追加してください。再び痛みが強くなった場合はまた1時間あけて服用してください。」

（花輪　剛久）

case

11

週1回服用の骨粗しょう症治療薬

一般名・医薬品分類

①アレンドロン酸ナトリウム水和物
（分類）骨粗しょう症治療薬
（ビスホスホネート製剤）

処方箋

患者氏名	佐藤　ユリカ	性別	女性	年齢	63歳
医療機関	I整形外科				
処方	（処方1） アレンドロン酸ナトリウム錠35mg　1回1錠（1日1錠）…① 毎週1回（月曜日）　起床時　2日分				

事件発生

佐藤さんは、今まで「アレンドロン酸ナトリウム錠5mg、1回1錠（1日1錠）、1日1回起床時」で薬を服用してきましたが、お医者さんから「今回から1週間に1回飲めばいい薬に変えましょう」と言われたそうです。

後日、新しいお薬の服用予定日（月曜日）に、佐藤さんから新人薬剤師のヒナさんへ、「今までもよく飲み忘れることがあったけど、今朝、お薬を飲み忘れて食事をしてしまった。どうすればよいの？」との質問の電話がありました。

謎

1週間に1回の薬を飲み忘れたらどう説明したらよいのでしょうか？

解　説

疾患名

骨粗しょう症

キーワード

飲み忘れ時の対応

状況証拠と物的証拠

ビスホスホネート製剤の薬物動態の特徴として、生体内で吸収された後、その約50%が骨組織に特異的に分布し、骨吸収面に比較的長期間滞留することが知られています。アレンドロン酸ナトリウム水和物は、破骨細胞に作用して骨吸収を抑制することにより、骨量を増加させます。この事実から、1週間あたりの累積投与量が同じであれば、1日1回投与と週1回投与における薬効は理論上同等と考えられます。

海外で実施した第Ⅲ相二重盲検比較試験において、アレンドロン酸ナトリウム水和物1日1回錠（10mg）と週1回錠（70mg）では同等の有効性と安全性が確認されています。

我が国においても1日1回錠（5mg）と週1回錠（35mg）との間で同等の有効性と安全性が確認され、2006年7月にフォサマック® 錠35mgが週1回投与の骨粗しょう症治療薬として承認を受けています（フォサマック® 35mgインタビューフォームより）（**表**）。

表　週1回投与のビスホスホネート製剤（各製剤添付文書より）

一般名	商品名	用法・用量
アレンドロン酸 ナトリウム水和物	フォサマック®錠35mg ボナロン®錠35mg ボナロン®経口ゼリー 35mg	通常、成人にはアレンドロン酸として35mgを1週間に1回、朝起床時に水約180mLとともに経口投与する。なお、服用後少なくとも30分は横にならず、飲食（水を除く）並びに他の薬剤の経口摂取も避けること
リセドロン酸 ナトリウム水和物	アクトネル®錠17.5mg ベネット®錠17.5mg	通常、成人にはリセドロン酸ナトリウムとして17.5mgを1週間に1回、起床時に十分量（約180mL）の水とともに経口投与する。なお、服用後少なくとも30分は横にならず、水以外の飲食並びに他の薬剤の経口摂取も避けること

用法・用量に関連する使用上の注意

（1）本剤は水のみで服用すること。水以外の飲み物（Ca、Mg等の含量の特に高いミネラルウォーターを含む）、食物及び他の薬剤と一緒に服用すると、吸収が抑制されるおそれがある。

→ビスホスホネート製剤は、多価の陽イオン（Ca、Mg等）とキレートを形成することがあるので、それらを含む食物や他の薬剤と一緒に服用すると吸収が抑制される。

（2）食道及び局所への副作用の可能性を低下させるため、速やかに胃内へと到達させることが重要である。服用に際しては以下の事項に注意すること。

1）起床してすぐにコップ一杯の水（180mL）とともに服用すること。
2）口腔咽頭部に潰瘍を生じる可能性があるため、本剤を噛んだり、又は口中で溶かしたりしないこと。
3）本剤を服用後、少なくとも30分経ってからその日の最初の食事を摂り、食事を終えるまで横にならないこと。
4）就寝時又は起床前に服用しないこと。

→ビスホスホネート製剤は粘膜刺激性を有し、上部消化管障害を起こす可能性がある。

参考　骨粗しょう症に適応のあるその他の投与間隔の長いビスホスホネート製剤

一般名	商品名	投与間隔
ミノドロン酸水和物	ボノテオ®錠50mg、リカルボン®錠50mg	4週に1回
アレンドロン酸ナトリウム水和物	ボナロン®点滴静注バッグ900μg	
リセドロン酸ナトリウム水和物	アクトネル®錠75mg、ベネット®錠75mg	1ヶ月に1回
イバンドロン酸ナトリウム水和物	ボンビバ®錠100mg、ボンビバ®静注1mgシリンジ	
ゾレドロン酸水和物	リクラスト®点滴静注5mg	1年に1回

謎解き

これらのことより、ヒナさんは佐藤さんに次のように説明しました。「心配しないで大丈夫です。この薬の飲み忘れに気づいた場合には、飲食をしてしまった後では吸収が抑制される可能性があるため、その日は服用せずに翌朝、1回分を服用してください。そして次の服用は1週間あけずに、予定日（月曜日）に服用してください。」

また、必要に応じて次のことも説明しましょう。「飲み忘れに気づくのが服用予定日の前日の場合には、翌朝に服用するのは2回分の2錠ではなく1錠服用してください。次からはあらかじめ決めた曜日に服用してください。」

（川上　美好）

case

12

part 2

関節リウマチに対する生物学的製剤

一般名・医薬品分類

①メトトレキサート
(分類) 抗リウマチ薬

②葉酸
(分類) ビタミン製剤

③メロキシカム
(分類) 非ステロイド性抗炎症薬

処方箋

患者氏名	竜崎　セツ	性別	女性	年齢	77 歳
医療機関	J 整形外科クリニック				
処方	(処方 1) メトトレキサートカプセル2 mg　1回2カプセル (1日4カプセル) … ① 毎週月曜日　1日2回　朝夕食後　4日分 メトトレキサートカプセル2 mg　1回2カプセル (1日2カプセル) 毎週火曜日　1日1回　朝食後　4日分 (処方 2) 葉酸錠5mg　1回1錠 (1日1錠) … ② 毎週水曜日　1日1回　朝食後　4日分 (処方 3) メロキシカム錠5mg　1回3錠 (1日3錠) … ③ 1日1回　朝食後　28日分				

事件発生

患者の竜崎さんから「関節リウマチに効果のある新薬が、最近もらえるようになったってテレビで言っていたのに、何で私には出してもらえないのかしら……新しい薬は、やっぱり大きな病院じゃないともらえないのよね、きっと。」と愚痴をこぼすように言われました。

新人薬剤師のヒナさん自身も竜崎さんが言うように、関節リウマチへの効果がわかっている生物学的製剤をなぜ医師は積極的に処方してあげないのか、自分でも理解できないので、患者さんに説明できません。

謎

関節リウマチへの効果がわかっている新薬の生物学的製剤が、治療初期からどうして処方されないのでしょうか？

解　説

疾患名

関節リウマチ

キーワード

関節リウマチ、新薬、生物学的製剤

状況証拠と物的証拠

まず、今回の処方内容を確認しましょう。

メトトレキサートは、以前から核酸合成に必用な活性葉酸の産生阻止作用から、抗悪性腫瘍剤や免疫抑制剤として使用されていましたが、現在では低用量パルス療法で関節リウマチの薬物療法としても使用されています。

そして、現在の関節リウマチの薬物治療は概ね下記とされています（**図**）。

①関節破壊が起きる発病初期から強力な抗リウマチ薬（DMARDs）での治療を行う。

②治療目標を寛解か、低活動とする。

③治療目標を早期に達成する。

図　関節リウマチ（RA）管理に関するEULAR（欧州リウマチ学会）勧告

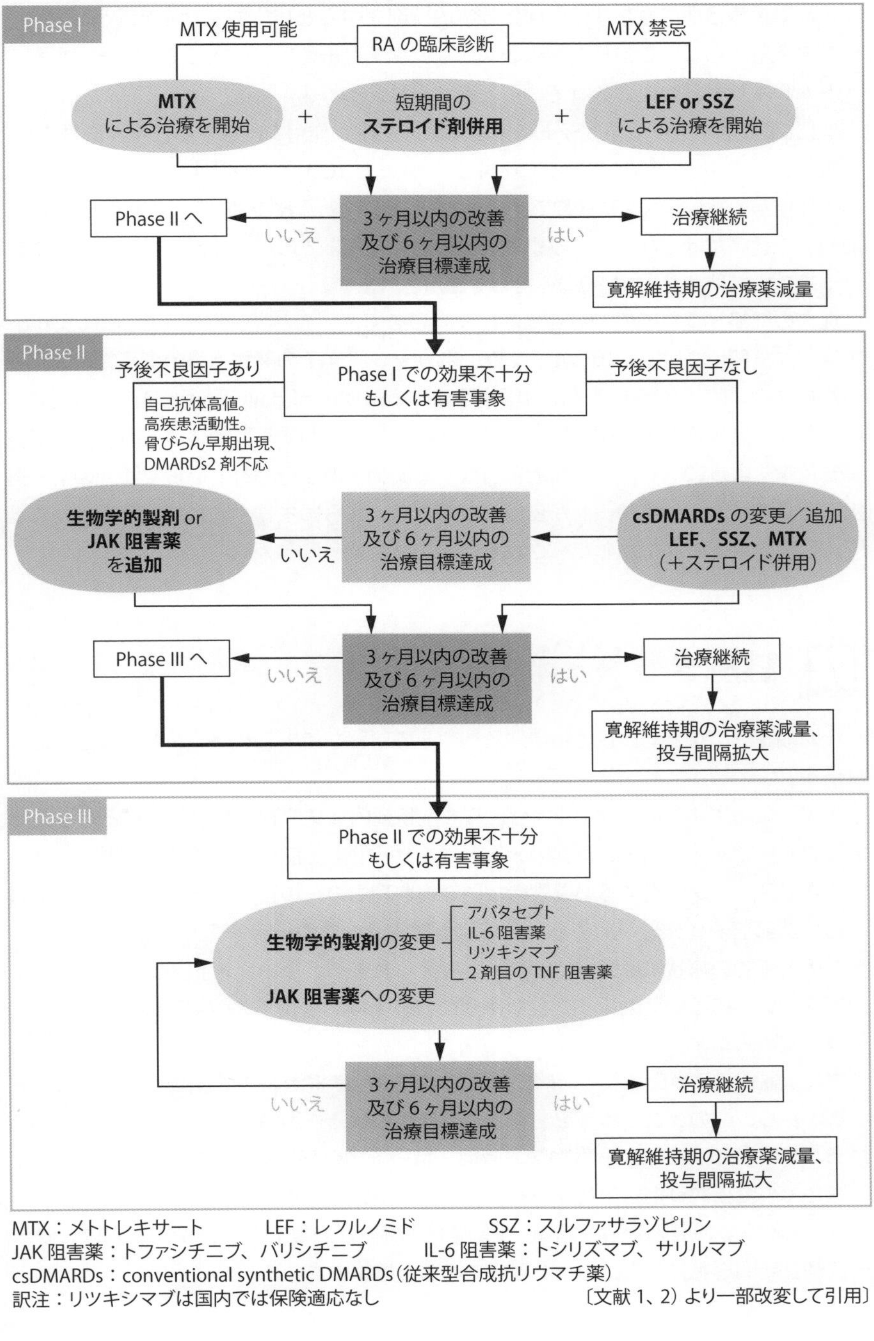

MTX：メトトレキサート　　LEF：レフルノミド　　SSZ：スルファサラゾピリン
JAK 阻害薬：トファシチニブ、バリシチニブ　　IL-6 阻害薬：トシリズマブ、サリルマブ
csDMARDs：conventional synthetic DMARDs（従来型合成抗リウマチ薬）
訳注：リツキシマブは国内では保険適応なし　　〔文献 1、2）より一部改変して引用〕

④メトトレキサートが第一選択薬である。
⑤単剤で治療目標に達しなければ生物学的製剤を中心とした併用療法を行う。

この患者さんは、ご自身の疾患を関節リウマチと伝えていますので、第一選択薬のメトトレキサートが処方されていると考えられます。

次に、葉酸はメトトレキサートの活性葉酸産生阻止作用を阻害する作用があります。

また、メロキシカムは、シクロオキシゲナーゼ（COX）-2選択性が高く、消化器への副作用が少ない消炎・鎮痛剤です。これらの薬剤は、複数の抗リウマチ薬抵抗性例、関節炎の鎮痛だけでなく、抗リウマチ薬の効果発現までの間に使用されるなど、関節リウマチの補助療法（対処療法）として使用されます。

従来の関節リウマチの治療目標は疼痛緩和を主としており、副作用の少ない消炎・鎮痛剤から使用されていました。しかしながら、近年その薬物治療の考え方に変化がもたらされ、臨床症状の軽減と日常生活動作（activity of daily living : ADL）の改善だけでなく、発病早期より関節破壊の進行を積極的に抑制する薬物治療を行うことで寛解を目指すようになり、その目的に合致する薬物治療が行われています。その第一選択薬としてメトトレキサートが使用されており、さらに生物学的製剤が登場したことで、治療効果にも変化がもたらされています。

謎解き

今回の謎は、なぜそれら生物学的製剤やその新薬を使用しないのかということになります。

まず、竜崎さんへの説明の1つ目として、積極的な寛解導入が治療目標となった関節リウマチですが、第一選択薬のメトトレキサートで寛解導入できている場合、積極的に次のステップに進める必要性のないことが理由の一つとしてあげられます。竜崎さんに関節痛や骨変形が認められれば、当然医師は次の一手を処方するはずですが、まだそこまでの病状には至っていないと考えられます。なお、メトトレキサートが使用できない、あるいは効果不十分な患者に対しては、生物学的製剤での治療を追加・単独で使用します。

次に、説明の2つ目として、関節リウマチの治療は根治療法ではなく対処療法であることから、今のところ本疾患を有する患者さんは、一生病気と付き合っていく必要があります。しかしながら生物学的製剤、特にその新薬は薬価が非常に高額であり、患者さんへ金銭的負担もかなりのものになると予想されます。

これらの2つの要因から、新薬（生物学的製剤）が必要でない症例であれば、安易に医師は新薬を処方しないのだと理解できると思います。

この2つを説明できれば問題解決！ですね。

ただ、竜崎さんに関節痛が出てくれば、薬物治療を再検討する必要がでてきますから、薬剤師として、それらの情報をさりげなく聞き取ることも重要な役割になると思います。

また、関節リウマチの第一選択薬として処方されるメトトレキサートですが、その代表的な副作用である間質性肺炎は、発見が遅れて重篤化すると予後不良となるので、労作時の息切れ・咳嗽などの自覚症状を説明し、確認していく必要があります。また、低用量のパルス療法で使用されるとはいえ、もともと抗悪性腫瘍剤や免疫抑制剤として使用されていることを忘れず、他の副作用発現にも注意してあげて下さい。

なお、葉酸はメトトレキサートの活性葉酸の産生阻止の作用を阻害し、その副作用である肝逸脱酵素値上昇、口内炎、消化器症状や血球減少症の一部など用量依存的な副作用予防のための、救済療法として処方されていると考えられますが、メトトレキサートのすべての副作用を軽減するわけではないので、前述したとおり注意が必要です。

（根岸　健一）

■参考文献
1）猪狩勝則．抗リウマチ薬による治療推奨EULAR 2016 update．http://www.twmu.ac.jp/IOR/diagnosis/ra/medication/recommendation.html（2019年12月4日閲覧）
2）Smolen JS, et al. EULAR recommendations for the management of rheumatoid arthritis with synthetic and biological disease-modifying antirheumatic drugs: 2016 update. Ann Rheum Dis. 2017.

case

13

抗てんかん薬の長期投与

一般名・医薬品分類

①フェニトイン
（分類）抗てんかん薬（Na^+チャネル遮断薬）

②フェノバルビタール
（分類）催眠・鎮静・抗痙れん薬、抗てんかん薬

③カルバマゼピン
（分類）向精神作用性抗てんかん薬・抗躁薬

処方箋

患者氏名	阿部　トシキ	性別	男性	年齢	58 歳
医療機関	K脳神経外科病院　脳外科				
処方	（処方 1） フェニトイン散10%　1回2.25 g（1日4.5 g）…① 1日2回　朝夕食後　30日分 （処方 2） フェノバルビタール散10%　1回1 g（1日2g）…② 1日2回　朝夕食後　30日分 （処方 3） カルバマゼピン細粒50%　1回0.6 g（1日1.2 g）…③ 1日2回　朝夕食後　30日分				

事件発生

近所に住む阿部さんはかかりつけのK病院からの処方箋を窓口に出した際、新人薬剤師のヒナさんに「このごろ歯肉が腫れるんだけど、何かよい薬はある？」と質問しました。

ヒナさんは早速一般用医薬品コーナーで薬を探し始めましたが、なかなか見つかりません。先輩薬剤師に相談したところ、「K病院の主治医に連絡しなくちゃ！」と言われました。

謎

先輩薬剤師が「K病院の主治医に連絡しなくちゃ！」と言ったのはなぜでしょうか？

解　説

疾患名

てんかん（複雑部分発作）

キーワード

歯肉増殖症、副作用、長期連用

状況証拠と物的証拠

歯周病は歯周疾患ともよばれ、歯肉、セメント質、歯根膜及び歯槽骨よりなる、すべての疾患のことをさします。その発症メカニズムは細菌因子、環境因子、咬合因子などが考えられていますが、実際はこれらが複雑に関与しあって発症します。歯・口は消化器官の一部として身体全体とつながっていますので、口腔に発症した病気が全身の病気に影響することは容易に考えられます。

【歯肉増殖症の症状】

歯肉増殖症は歯と歯の間の歯肉や、歯肉の上端の歯との境目に近い部分からはじまることが多いのですが、そのまま一部にとどまっているケースと、歯肉全体に広がっていくケースが知られています。いずれの場合でも痛みを自覚することはほとんどないまま、やがて歯よりも歯肉のほうが目立つような様相を呈して、肥大しきった歯肉が歯並びを乱すほどになります。このとき、歯肉はうっ血して硬く膨らみ、出血しやすくなります。肥大によって歯肉が歯から離れてしまうため、その隙間の部分に食べかすなどがたまりやすくなり、細菌感染を助長します。そうなると歯周炎と同じような状態となります。

【歯肉増殖症の原因】

歯肉増殖症は薬物の副作用として現れる場合もあります。これは「薬物性歯肉増殖症」とよばれ、全身疾患の治療目的で投与された副作用により歯肉肥大が起きます。

薬物性歯肉増殖症を引き起こす薬物としては、フェニトイン、高血圧・狭心症治療薬であるCa^{2+}チャネル遮断薬（ニフェジピンなど）、免疫抑制薬（シクロスポリンなど）が知られています（**表**）。

【フェニトイン歯肉増殖症】

ダイランチン歯肉増殖症ともよばれています。フェニトインを長期連続服用することにより、発現率は50%とされています。これらの薬物の服用による歯肉の増殖機構は、完全には明らかにされていないのが現状です。口腔清掃状態の悪い患者さんに多いことから、プラークや歯肉の炎症と密接に関連するとされています。

【Ca^{2+}チャネル遮断薬による歯肉増殖症】

ニフェジピン、ニトレンジピン、ベラパミル、ジルチアゼム、ニカルジピンなどの服用により引き起こされる炎症で、発現率は10～20%とされています。Ca^{2+}チャネ

表　口腔領域に現れる薬剤の副作用

副作用	分類	代表的な薬剤
歯肉増殖症	抗てんかん薬	フェニトイン
	高血圧治療薬（Ca^{2+}チャネル遮断薬）	ニフェジピン、ニカルジピン、ジルチアゼム、ベラパミル
	免疫抑制薬	シクロスポリン
味覚障害	高血圧治療薬（ACE阻害薬）	カプトプリル
	催眠剤	ロルメタゼパム
	抗生物質	ミノサイクリン
	抗悪性腫瘍薬	テガフール
口渇	向精神病薬	ハロペリドール、リスペリドン
	抗うつ薬	イミプラミン
	抗コリン薬	アトロピン

ル遮断薬で活性化された線維芽細胞が産生する基質の増加によって引き起こされると考えられています。また、プラークが発症の引き金となっているとの考え方もあります。

【シクロスポリンによる歯肉増殖症】

フェニトイン歯肉増殖症類似の歯肉増殖が見られ、発現率は25%とされています。本症の場合シクロスポリンの服用によりIL-6が減少し、間接的に線維芽細胞が刺激され、歯肉増殖が起こるとされています。また、プラークも原因の一部とされていますが、やはり増殖機構の詳細は明らかにされていないのが現状です。

【てんかん診療ガイドライン2018について】

日本神経学会は定期的に「てんかん診療ガイドライン」の見直しを行っています。これまでは2010年に出されたガイドラインの追補版が最新でしたが、2018年版については、https://www.neurology-jp.org/guidelinem/tenkan_2018.html で参照可能です。疾患の分類から薬物療法まで網羅的に記述されていますので、薬剤師も必読すべきガイドラインです。

【新たに発売された抗てんかん薬について】

ペランパネル、ビガバトリン、ラコサミドなどこれまでの抗てんかん薬とは異なる働き方をする薬も発売されています。適正使用のため、添付文書等で情報収集をしておくとよいでしょう。

謎解き

先輩薬剤師はフェニトインが歯肉増殖症を引き起こすことがあることを知っていました。

【医師への情報提供】

ヒナさんはトレーシングレポートで医師への情報提供をすることにしました。フェニトイン服用者の歯肉増殖の発現率が50%であること、また、口腔清掃良好な患者さんでは歯肉増殖が発症しないことからプラークコントロールが重要となることを伝えました。

【患者への生活指導】

歯肉増殖が進行すると歯肉切除手術などの歯周外科手術も必要となるので、早めに歯科を受診することを患者さんに勧めました。

（花輪　剛久）

case

14

抗パーキンソン病薬の注意点

一般名・医薬品分類

①レボドパ・カルビドパ水和物
（分類）抗パーキンソン病薬

②セレギリン塩酸塩
（分類）抗パーキンソン病薬

処方箋

患者氏名	池田　コウジロウ	性別	男性	年齢	63歳
医療機関	L内科病院				
処方	（処方1） レボドパ250mg・カルビドパ配合錠　1回1錠（1日3錠）…① 1日3回　朝昼夕食後　30日分 （処方2） セレギリン塩酸塩口腔内崩壊錠2.5mg　1回1錠（1日2錠）…② 1日2回　朝昼食後　30日分				

事件発生

ヒナさんはいつも来局される池田さんの処方箋を受け取りました。お薬手帳を確認すると、前回までパーキンソン病のためレボドパ・カルビドパ水和物（メネシット®）配合錠のみが処方されていました。状態が思わしくないのか、本日セレギリン塩酸塩口腔内崩壊（エフピー®OD）錠が追加されていました。池田さんが待合室で少し具合が悪い様子だったので、素早く調剤し、薬品情報提供書を準備し、調剤鑑査をお願いしました。しかし先輩薬剤師は薬歴を確認し、疑義照会が必要と判断しました。

謎

この処方内容で疑義照会が必要なのはなぜでしょうか？

解　説

疾患名

パーキンソン病

キーワード

併用療法、漸増法、覚せい剤原料

状況証拠と物的証拠

レボドパ・カルビドパ水和物配合剤はレボドパと、レボドパの分解を阻害するドパ脱炭酸酵素阻害剤の配合剤です。パーキンソン病治療のゴールデンスタンダードとして使用される薬剤です。ドパ脱炭酸酵素阻害剤にはカルビドパの他にもう1種類ベンセラジドがありますが、効果は同等とされています。

セレギリン塩酸塩は従来レボドパ含有製剤との併用のみの適応でしたが、2015年12月からYahr（ヤール）重症度ステージⅠ～Ⅲ度においてレボドパ含有製剤を併用しない場合の適応が追加となりました。早期治療におけるセレギリン単独療法により、レボドパ含有製剤の開始時期を遅らせることができる可能性があります。池田さんはレボドパ製剤との併用療法ですので、適応条件を満たしています（パーキンソン病の重症度分類にYahr重症度があり、症状がごく軽いステージⅠ度から、全面的な介助が必要なステージⅤ度まで分けられています）。

【セレギリン塩酸塩は覚せい剤原料】

セレギリン塩酸塩とリスデキサンフェタミンメシル酸塩（ビバンセ®）は覚せい剤取締法によって〝覚せい剤原料〟に指定されています。麻薬と同様に納品時には譲受証と譲渡証の交換が必要です。保管や管理についても規制されていますので、都道府県のホームページ等で覚せい剤原料の取り扱い手引きなどを確認してください。

薬剤師が犯しやすい間違いが1つあります。他の病院等で交付を受けたセレギリン塩酸塩を持参し入院した場合、患者又はその家族等が管理し継続して施用する場合は問題ありませんが、当該患者のセレギリン塩酸塩が施用中止となった場合には、患者又はその家族等の責任のもとで管理してもらうか、廃棄するよう指導してください。患者が持参したセレギリン塩酸塩を薬剤師が譲り受けることはできません。患者又はその家族等が行う廃棄を補助することは差し支えありません。保険薬局でも同じですので、気を付けましょう。

【パーキンソン病で覚えておきたい用語】

Wearing off現象：レボドパを長期間服用しているほとんどの患者さんで作用時間が短くなります。このような現象をWearing off現象といいます。

On and off現象：レボドパの血中濃度にかかわらず薬が効いている状態をon、薬の効かない状態をoffといいます。スイッチを入れたり切ったりしたときのような現象です。

No on現象：レボドパを服用してもonが得られない現象をいいます。

Delayed on現象：レボドパの効果発現が大きく遅れて生じる現象をいいます。

【セレギリン塩酸塩には併用禁忌がたくさん】

パーキンソン病患者はうつ病を合併している場合もあります。抗うつ薬にはセレギリン塩酸塩と併用すると、脳内のセロトニンやノルアドレナリン濃度が高まる等の理由により、併用禁忌の医薬品が多くあります。添付文書上には併用禁忌の薬剤から本剤への切替え又は本剤からの切替えについては休薬期間を設けることが記載されています（**表**）。

表　セレギリン塩酸塩と併用禁忌の医薬品

薬効分類	一般名	主な商品名	セレギリン塩酸塩から切り替え時の休薬期間	セレギリン塩酸塩への切り替え時の休薬期間
鎮痛・鎮痙薬	ペチジン塩酸塩	オピスタン		
がん性疼痛・慢性疼痛治療薬	トラマドール塩酸塩	トラマール	14日間	2～3日間
	タペンタドール塩酸塩	タペンタ	14日間	
非選択的モノアミン酸化酵素阻害薬	サフラジン塩酸塩※			
三環系抗うつ薬	アミトリプチリン塩酸塩等	トリプタノール等	14日間	2～3日間
選択的セロトニン再取り込み阻害薬	フルボキサミンマレイン酸塩	ルボックス デプロメール	14日間	7日間
	パロキセチン塩酸塩水和物	パキシル	14日間	14日間
	セルトラリン塩酸塩	ジェイゾロフト	14日間	14日間
	エスシタロプラムシュウ酸塩	レクサプロ	14日間	14日間
セロトニン・ノルアドレナリン再取り込み阻害薬	ミルナシプラン塩酸塩	トレドミン	14日間	2～3日間
	デュロキセチン塩酸塩	サインバルタ	14日間	5日間
	ベンラファキシン塩酸塩	イフェクサー	14日間	7日間
選択的ノルアドレナリン再取り込み阻害薬	アトモキセチン塩酸塩	ストラテラ	14日間	14日間
ノルアドレナリン・セロトニン作動性抗うつ薬	ミルタザピン	レメロン リフレックス	14日間	14日間
選択的MAO-B阻害薬	ラサギリンメシル酸塩	アジレクト	14日間	14日間
	サフィナメドメシル酸塩	エクフィナ	14日間	14日間
中枢神経刺激薬	リスデキサンフェタミンメシル酸塩	ビバンセ	14日間	14日間

※我が国では販売中止

図　エフピー®OD錠（セレギリン塩酸塩口腔内崩壊錠）2.5mgインタビューフォーム

【重要な基本的注意とその理由及び処置方法】
レボドパ含有製剤との併用によりレボドパの副作用が増強されることがあるので、本剤の投与は、少量から開始し、観察を十分に行い慎重に維持量まで増量すること。維持量投与後、レボドパとセレギリン塩酸塩との併用効果と思われる不随意運動、幻覚、妄想等が現れた場合には、レボドパの減量を実施する。それでもなお、症状の軽減が認められない場合には、セレギリン塩酸塩の減量・休薬等適切な処置を行うこと。

【理由】
セレギリン塩酸塩は脳内黒質－線条体のMAO（モノアミン酸化酵素）-Bを選択的に阻害し、ドパミンの分解を抑制するため、レボドパと併用投与することにより脳内ドパミンが増量し、結果的にレボドパの精神神経系の副作用が増強されることがある。このような場合レボドパの減量又は本剤を減量・休薬することにより副作用は消失又は軽減されるため。

謎解き

池田さんは今回の処方からセレギリン塩酸塩が追加されました。セレギリン塩酸塩の初回投与は、レボドパの副作用が強く出てしまうことがあることから少量で開始し、漸増していくことが基本です（**図**）。添付文書上では1日1回2.5mgを朝食後服用から開始し、2週ごとに2.5mgずつ増量し、10mgを超えない範囲で最適投与量を決めるよう記載があります。したがって、この処方箋は処方医への疑義照会が必要です。新規処方のセレギリン塩酸塩の投与量と2週ごとの増量が必要なため、投与日数の2項目が該当します。

新しく追加されたセレギリン塩酸塩には、併用禁忌薬の中に服用中止後、14日間の間隔をおいた方がよい薬がありましたね。再度、過去の薬歴と本人への聞き取りを行い、併用禁忌のないことを確かめるとスーパー薬剤師になれるかもしれません。

（小高　賢一）

case
15

part 2

副作用としての認知症状

一般名・医薬品分類

①オキシブチニン塩酸塩
（分類）尿失禁・尿意切迫感・頻尿治療剤
②シメチジン
（分類）胃酸分泌抑制薬
（ヒスタミンH_2受容体遮断薬）
③ロラタジン
（分類）アレルギー性疾患治療剤
（ヒスタミンH_1受容体遮断薬）

処方箋

患者氏名	竹林　リョウ	性別	男性	年齢	80歳
医療機関	M病院				
処方	〈泌尿器科〉 （処方１） オキシブチニン塩酸塩錠2mg　1回1錠（1日3錠）…① 1日3回　朝昼夕食後　30日分 （処方２） シメチジン錠400mg　1回1錠（1日2錠）…② 1日2回　朝食後・就寝前　30日分				
処方	〈耳鼻科〉 （処方１） ロラタジン錠10mg　1回1錠（1日1錠）…③ 1日1回　朝食後　30日分				

事件発生

竹林さんは就寝後トイレに起きることが多いことで受診し、オキシブチニン塩酸塩錠を服用していました。数ヶ月前から胃の調子が悪いためシメチジン錠の処方が開始されました。1ヶ月前から耳鼻科を受診し、ロラタジン錠も追加されました。

竹林さんの奥様が来局し、新人薬剤師のヒナさんは相談を受けました。本人はここ最近様子が変で、外出も心配なので家で留守番させているとのこと。奥様に確認してみたところ、現在の時間、自分のいる場所等がわからなくなり、とても心配で目が離せない状況とのことです。ヒナさんはその様子を聞いて、「もしかしたら軽度の認知症にかかっているのかもしれませんね。なるべく早く専門医を受診した方がよいですよ」と認知症の専門医を紹介しようとしています。

謎

ヒナさんは、竹林さんの状態を確認して、認知症ではないかと疑いをもち、専門医への受診を勧めています。はたしてこの症状は、本当に認知症なのでしょうか？

解　説

疾患名

夜間頻尿、胃腸炎、アレルギー性鼻炎、認知症様症状

キーワード

抗コリン作用、ヒスタミンH_2受容体遮断薬、抗ヒスタミン薬

状況証拠と物的証拠

竹林さんの服用している薬剤に注目してみましょう。

まず、オキシブチニン塩酸塩錠を以前より服用しています。その後、ヒスタミンH_2受容体遮断薬であるシメチジン錠を服用、最近になりロラタジン錠を服用しています。

高齢者に用いた場合の注意点について、順番にまとめていきます。

① オキシブチニン塩酸塩

排尿障害の治療に用いる薬剤であり、抗コリン作用を有しています。

② シメチジン

ヒスタミンH_2受容体遮断薬であり、日本版ビアーズ基準*では、錯乱を含むCNS副作用を引き起こすおそれがあるとして、使用時に重篤度は「高」とされています。症状としては、せん妄、錯乱、見当識障害、抑うつ、躁状態、幻覚、妄想などの精神症状を引き起こす可能性があります。

*ビアーズ基準（Beers Criteria）

米国マーク・ビアーズらが1990年代に65歳以上の高齢者にとって好ましくない薬剤を3段階に分けてリストアップしたのがはじまりで、欧米各国で広く使用されています。2008年にはビアーズと共同で国立保健医療科学院の研究者らが作成した日本版ビアーズ基準が公開されています。

③ ロラタジン

第2世代の抗ヒスタミン薬であり、第1世代と比較してヒスタミンH_1受容体選択性が向上し、血液ー脳関門の通過性は減弱しているため、高齢者への使用については、特に問題はないと考えられますが、抗コリン作用を有する薬剤との併用にあたっては注意が必要です。

表　抗コリン薬のリスクスケール（一部抜粋）

3点	2点	1点
クロルプロマジン塩酸塩 （コントミン）	プロクロルペラジンマレイン酸塩 （ノバミン）	ハロペリドール （セレネース）
アミトリプチリン塩酸塩 （トリプタノール）	オランザピン （ジプレキサ）	パロキセチン塩酸塩水和物 （パキシル）
シプロヘプタジン塩酸塩水和物 （ペリアクチン）	セチリジン塩酸塩 （ジルテック）	レボドパ・カルビドパ製剤 （ネオドパストン）
オキシブチニン塩酸塩 （**ポラキス**）	**ロラタジン** （**クラリチン**）	塩酸メトクロプラミド （プリンペラン）
ジサイクロミン塩酸塩など （コランチル）	**シメチジン** （**タガメット**）	ラニチジン塩酸塩 （ザンタック）
チザニジン塩酸塩 （テルネリン）	酒石酸トルテロジン （デトルシトール）	
ロートエキス	バクロフェン （リオレサール）	

※カッコ内は主な商品名　　〔文献1）より一部抜粋して引用〕

以上のことから、オキシブチニン塩酸塩、シメチジン、ロラタジンの併用により、副作用として認知症様の精神症状が発現したのではないか、と考えることができます。

高齢者に対する抗コリン薬の認知機能の低下リスクについては、Rudolphらが抗コリン作用を点数化したリスクスケールを発表しています（**表**）。

表中では、オキシブチニン塩酸塩（3点）、シメチジン（2点）、ロラタジン（2点）となっており、3剤の合計点数は7点となります。4点以上の場合、該当患者さんの70%に重大な副作用が発現したとの報告があります。

謎解き

今回の事例では、高齢者であることから認知症なのではないかとの疑いをもち、受診を勧めたのですが、複数の医療機関からの処方された薬剤全体をみて検討することによって、服用薬剤の副作用である精神症状が現れた結果、認知症様の行動をとっていた可能性が考えられました。そこでヒナさんは医師にオキシブチニン錠（ポラキス®）の代替薬としてβ_3作動薬のミラベグロン錠（ベタニス®）、ビベグロン錠（ベオーバ®）など、シメチジン錠の代替薬としてプロトンポンプ阻害薬等を提案してみることを検討しました。

高齢者の服薬ケアにおいては、患者の状態を新たな疾患の発生と見るのではなく、服用薬剤の副作用の可能性もあるということを忘れてはいけません。

（伊集院　一成）

■参考文献

1）Rudolph JL, et al. The anticholinergic risk scale and anticholinergic adverse effects in older persons. Arch Intern Med 2008; 168: 508-513.

case 16 一般用医薬品の落とし穴

一般名・医薬品分類

①タダラフィル
（分類）前立腺肥大症の排尿困難改善薬

②牛車腎気丸
（分類）漢方製剤

処方箋

患者氏名	平田　ケン	性別	男性	年齢	60 歳
医療機関	N泌尿器科クリニック				
処方	（処方 1） ザルティア® 錠2.5mg　1回1錠（1日1錠）… ① 1日1回　朝食後　30日分 （処方 2） 牛車腎気丸エキス顆粒　1回2.5g（1日7.5g）… ② 1日3回　朝昼夕食前　30日分				

事件発生

いつも薬局で処方薬を受け取っている平田さんが来局。最近仕事が忙しく外食ばかりで、ちょっと胃がもたれる感じがするとのことで、一般用医薬品の胃腸薬を購入希望です。CMでやっている胃腸薬を希望しているので、ヒナさんは患者さん本人の希望だからということで、そのまま販売しようとすると、先輩薬剤師から「ちょっと待った!!」と声をかけられました。

謎

一般用医薬品は、簡単に手に入れることができますが、相互作用や身体にあっているのか、確認しなくても大丈夫なのでしょうか？

解　説

疾患名

前立腺肥大症

キーワード

抗コリン、一般用医薬品の添付文書

状況証拠と物的証拠

かねてより前立腺肥大症の治療中の平田さん。ここ数日、接待続きで気を遣う上に、暴飲暴食の毎日です。翌朝、いつも胸焼け、胃もたれを感じています。もともと胃腸は丈夫なので、薬を服用したことはないのですが、今回は胃の症状が気になり昨日TVで見たCMに出てきた胃腸薬Aに惹かれ、薬局で購入しようと来局されました。

平田さん本人は、CMで宣伝していた胃腸薬Aを希望しているので、新人薬剤師のヒナさんは、その希望通り販売しようとしました。

先輩薬剤師であるイチローさんは、ヒナさんに「配合成分をきちんと確認した？」と質問し、ヒナさんは、「一般用医薬品だから気にしませんでした」と返答しました。

イチローさんとヒナさんで、箱の裏に記載された成分を見ていると（**表**）、なっ、なんと抗コリン成分である「ロートエキス」がしっかり配合されているではありませんか。

表　販売予定の胃腸薬Aに含まれる成分一覧

成分
タカヂアスターゼN1
リパーゼAP12
アカメガシワエキス
カンゾウ末
ケイ酸アルミン酸マグネシウム
合成ヒドロタルサイト
水酸化マグネシウム
ロートエキス
オウバク末
ケイヒ末
ウイキョウ末
チョウジ末
ショウキョウ末
ℓ-メントール

図1　「胃腸薬A」（一般用医薬品）の「相談」項目

■　**相談すること**

1. 次の人は服用前に医師、薬剤師又は登録販売者に相談して下さい。
 (1) 医師の治療を受けている人
 (2) 妊婦又は妊娠していると思われる人
 (3) 高齢者
 (4) 薬などによりアレルギー症状を起こしたことがある人
 (5) 次の症状のある人
  排尿困難
 (6) 次の診断を受けた人
  腎臓病、心臓病、緑内障

さらに追い打ちをかけるイチローさん。

イチロー　「添付文書は読んでみた？」

ヒナ　「いいえ、読んでいません。」

イチロー　「じゃあ、調べてみて」

ヒナ　「え〜っと、使用上の注意の相談することという欄に、排尿困難って記載してあります。」（**図1**）

イチロー　「そうでしょう。では、どうしますか？」

ヒナ　　　「このロートエキスを含まない医薬品を選ぶ必要があります。」
イチロー　「そうですね。では、平田さんにあったお薬を選んであげて下さい。」

〈タダラフィル製剤の異なる適応〉

タダラフィルには3種類の製剤が存在し、それぞれ適応が異なるので注意が必要です。

①商品名：ザルティア®錠2.5mg、5mg
　適応症：前立腺肥大症に伴う排尿困難
②商品名：シアリス®錠5mg、10mg、20mg
　適応症：勃起不全
③商品名：アドシルカ®錠20mg
　適応症：肺動脈性高血圧症

図2　医療用医薬品「ロートエキス散」の「禁忌」の項

【禁　忌（次の患者には投与しないこと）】
(1) 緑内障のある患者〔眼圧を高め、症状を悪化させるおそれがある。〕
(2) 前立腺肥大による排尿障害のある患者〔排尿障害を増悪させるおそれがある。〕
(3) 重篤な心疾患のある患者〔心拍数を増加させ、症状を悪化させるおそれがある。〕
(4) 麻痺性イレウスのある患者〔消化管運動を抑制し、症状を悪化させるおそれがある。〕

謎解き

一般的に、一般用医薬品は医療用医薬品と違い、複数の異なる成分の医薬品が配合されています。そのために、一般用医薬品の販売時には含まれる成分の1つひとつに着目して、服用する本人の状態、抱えている基礎疾患、服用している医薬品等の情報を照らしあわせて選択する必要があります。今回のように、CMを見て等の理由により指名買いで来局される方もいますので、薬剤師としてできる限りの情報を収集して、その中から適切に選択しなければなりません。

添付文書の記載についても注意が必要です。ロートエキスは、医療用医薬品の添付文書では、前立腺肥大症には「禁忌」となっています（**図2**）。しかし、一般用医薬品でロートエキスを成分として含む医薬品に関しては、医師、薬剤師又は登録販売者に相談するように記載されています。表現としてはやさしい書き方になっていますが、この部分は専門家として適切に対応することが求められています。一般用医薬品では、購入した消費者が正しく使用できるように、専門家からの指導、アドバイスが必須となります。

（伊集院　一成）

case 17 インフルエンザの抗ウイルス薬予防投与

一般名・医薬品分類

①ザナミビル水和物
（分類）抗インフルエンザウイルス薬

処方箋

患者氏名	加藤　ラン	性別	女性	年齢	78 歳
医療機関	O内科クリニック				
処方	（処方１） ザナミビル水和物吸入粉末剤5mg　全20ブリスター … ① 1回2ブリスター　1日2回　朝・夕　5日間吸入				

事件発生

新人薬剤師のヒナさんが調剤を終え、加藤さんに薬の説明をはじめたところ、「同居の孫がインフルエンザで、付き添いでO内科クリニックに行った。自分はインフルエンザではないけど、お医者さんから糖尿病の治療をしているし、年齢的にも、予防的にお薬を使いましょう、と言われたのでお薬をもらった」ということがわかりました。これを聞いた先輩薬剤師から「ちょっと待って、疑義照会が必要だよ！」と言われてしまいました。

謎

この処方内容で疑義照会が必要なのはなぜでしょうか？

解　説

疾患名

インフルエンザ予防

キーワード

インフルエンザ、予防

状況証拠と物的証拠

加藤さんはインフルエンザのお孫さんの付き添いで、O内科クリニックを受診しました。医師から「予防的に薬を使いましょう」と言われ薬を処方されたとのことですが、医師の処方箋の指示は治療目的の用法・用量となっています（**表1、2**）。本剤（商品名：リレンザ®）は、予防投与の場合「通常、ザナミビルとして1回10mg（5mgブリスターを2ブリスター）を、1日1回10日間、専用の吸入器を用いて吸入する」となっています。

謎解き

インフルエンザの予防投与の場合には、治療と用法・用量が異なること、保険適応外であることに注意が必要です。

表1　予防に用いられる抗インフルエンザウイルス薬（各製剤添付文書より）

一般名（製品名）	予防の場合の用法・用量	治療の場合の用法・用量
オセルタミビルリン酸塩（タミフル®カプセル75）	**成人：** 通常1回75mgを1日1回、7～10日間経口投与 **体重37.5kg以上の小児：** 通常1回75mgを1日1回、10日間経口投与	**成人、体重37.5kg以上の小児：** 通常1回75mgを1日2回、5日間経口投与
オセルタミビルリン酸塩（タミフル®ドライシロップ3%）	**成人：** 通常1回75mgを1日1回、7～10日間用時懸濁して経口投与 **幼小児：** 通常1回2mg/kg〔ドライシロップ（DS）剤として66.7 mg/kg〕を1日1回、10日間用時懸濁して経口投与。ただし、1回最高用量は75mgとする	**成人：** 通常1回75mgを1日2回、5日間用時懸濁して経口投与 **幼小児：** 通常1回2mg/kg（DS剤として66.7 mg/kg）を1日2回、5日間用時懸濁して経口投与。ただし、1回最高用量は75mgとする **新生児、乳児：** 通常1回3mg/kg（DS剤として100 mg/kg）を1日2回、5日間用時懸濁して経口投与。ただし、1回最高用量は75mgとする
ザナミビル水和物（リレンザ®（吸入粉末剤））	**成人及び小児：** 通常1回10mgを1日1回、10日間、専用の吸入器を用いて吸入	**成人及び小児：** 通常1回10mgを1日2回、5日間、専用の吸入器を用いて吸入
ラニナミビルオクタン酸エステル水和物（イナビル®吸入粉末剤20mg） ＊イナビル吸入懸濁用160mgセットについては予防の適応はなし	**成人及び小児（10歳以上）：** 40mgを単回吸入投与。また、20mgを1日1回、2日間吸入投与することも可 **小児（10歳未満）：** 20mgを単回吸入投与	**成人及び小児（10歳以上）：** 40mgを単回吸入投与 **小児（10歳未満）：** 20mgを単回吸入投与
アマンタジン塩酸塩（シンメトレル®錠）（A型インフルエンザウイルス感染症のみ）	**成人：** 1日100mgを1～2回に分割経口投与。症状、年齢に応じて適宜増減。ただし、高齢者及び腎障害のある患者では投与量の上限を1日100mgとする	**成人：** 1日100mgを1～2回に分割経口投与。症状、年齢に応じて適宜増減。ただし、高齢者及び腎障害のある患者では投与量の上限を1日100mgとする

なお、バロキサビルマルボキシル（ゾフルーザ®）は予防投与の適応を承認申請中（2019年11月時点）

表2　予防のための抗インフルエンザウイルス薬の投薬条件（各製剤添付文書より）

オセルタミビルリン酸塩、ザナミビル水和物、ラニナミビルオクタン酸エステル水和物
原則として、インフルエンザウイルス感染症を発症している患者の同居家族又は共同生活者である下記の者を対象とする。 （1）高齢者（65歳以上） （2）慢性呼吸器疾患又は慢性心疾患患者 （3）代謝性疾患患者（糖尿病等） （4）腎機能障害患者
アマンタジン塩酸塩
予防に用いる場合は、ワクチンによる予防を補完するものであることを考慮し、下記の場合にのみ用いること。 ・ワクチンの入手が困難な場合 ・ワクチン接種が禁忌の場合 ・ワクチン接種後抗体を獲得するまでの期間

インフルエンザの予防は、ワクチン接種が基本です。しかし、ワクチン株と流行株がマッチングしない場合があること、感染を防御できるレベルの抗体が産生されるまでに数週間程度の時間を要することなどの問題があります。

日本感染症学会では、病院や高齢者施設において、インフルエンザウイルスに曝露後、積極的に抗インフルエンザ薬を予防投与することが推奨されています。また家族がインフルエンザにかかってしまった場合、特に感染のリスクが高い人に対して、予防的に抗インフルエンザ薬を投与することも可能です。原則として、**表2**の条件に該当する方が対象者となります。

（川上　美好）

case

18

腎臓移植後の免疫抑制療法にB型肝炎治療薬

一般名・医薬品分類

①メチルプレドニゾロン
（分類）副腎皮質ステロイド

②アザチオプリン
（分類）免疫抑制薬

③エンテカビル水和物
（分類）抗肝炎ウイルス薬

処方箋

患者氏名	山田　マサヒロ	性別	男性	年齢	55歳
医療機関	P大学病院　移植外科				
処方	（処方1） メチルプレドニゾロン錠2 mg　1回1錠（1日1錠）… ① 1日1回　朝食後　30日分 （処方2） アザチオプリン錠50 mg　1回1錠（1日1錠）… ② 1日1回　朝食後　30日分 （処方3） エンテカビル水和物錠0.5 mg　1回1錠（1日1錠）… ③ 1日1回　朝食間　30日分				

事件発生

30年前に腎臓移植をした山田さん、毎月通院して免疫抑制薬が処方されています。これまで何年も同様の処方だったのに、今回主治医に「念のために肝臓の薬も出しておこう」と言われて薬が追加されました。

「いつもと体調は変わらないのに、なぜだろう」と相談を受けた新人薬剤師のヒナさんは「抗肝炎ウイルス薬だけど、なぜ今追加されたの？」と調べはじめました。

謎

今まで何年も同じ処方であり、症状も安定しているのに、突然抗肝炎ウイルス薬が処方された理由は何でしょうか？

解　説

疾患名

腎臓移植後

キーワード

免疫抑制薬、抗悪性腫瘍剤、劇症肝炎

状況証拠と物的証拠

近年、B型肝炎ウイルス（HBV）再活性化による劇症肝炎が報告されるようになりました。これは、HBs抗体陽性、HVs抗原陰性で通常は肝炎が発症しない患者さんの中で、抗悪性腫瘍薬、免疫抑制薬、副腎皮質ステロイドなどの薬物を継続的に使用している症例で起こることがわかっています。

この劇症肝炎の発生頻度は少ないものの、発症した場合の致死率がほぼ100%であることから重要視され、日本肝臓学会では「免疫抑制・化学療法により発症するＢ型肝炎対策ガイドライン」を発表しています。

2019年3月に改定された第3.1版によると、「HBVキャリア及び既往感染者にはスクリーニングを行い、HBs抗体単独陽性（HBs抗原陰性かつHBs抗体陽性）例においても、ワクチン接種が明らかである場合を除き、同様にスクリーニングを行い、HBV-DNA

表　B型肝炎ウイルス再燃に注意する主な薬剤（商品名）

免疫抑制薬
アザチオプリン（イムラン®）
エベロリムス（サーティカン®）
シクロスポリン（サンディミュン®）（ネオーラル®）
タクロリムス水和物（グラセプター®）（プログラフ®）
ミコフェノール酸 モフェチル（セルセプト®）
ミゾリビン（ブレディニン®）
抗ヒト胸腺細胞ウサギ免疫グロブリン（サイモグロブリン®）
グスペリムス塩酸塩（スパニジン®）
バシリキシマブ（シムレクト®）
副腎皮質ステロイド
コルチゾン酢酸エステル（コートン®）
デキサメタゾン（デカドロン®）（レナデックス®）（リメタゾン®）
トリアムシノロン（レダコート®）（ケナコルト®）
フルドロコルチゾン酢酸エステル（フロリネフ®）
プレドニゾロン（プレドニゾロン®）（プレドニン®）（プレドネマ®）
ベタメタゾン（リンデロン®）（セレスタミン®配合剤）
ヒドロコルチゾン（コートリル®）（ソルコーテフ®）（ハイドロコートン®）
メチルプレドニゾロン（メドロール®）（ソルメドロール®）
抗悪性腫瘍薬
エベロリムス（アフィニトール®）
テガフール・ギメラシル・オテラシルカリウム配合剤（ティーエスワン®配合剤）
テムシロリムス（トーリセル®）
テモゾロミド（テモダール®）
フルダラビンリン酸エステル（フルダラ®）
ボルテミゾム（ベルケイド®）
メトトレキサート（メソトレキセート®）
モガムリズマブ（ポテリジオ®）
リツキシマブ（リツキサン®）
オビヌツズマブ（ガザイバ®）
チロシンキナーゼ阻害薬
イマチニブメシル酸塩（グリベック®）
ダサチニブ水和物（スプリセル®）
ニロチニブ塩酸塩水和物（タシグナ®）
ボスチニブ水和物（ボシュリフ®）
抗リウマチ薬
アダリムマブ（ヒュミラ®）
アバタセプト（オレンシア®）
レフルノミド（アラバ®）
インフリキシマブ（レミケード®）
エタネルセプト（エンブレル®）
ゴリムマブ（シンポニー®）
セルトリズマブ ペゴル（シムジア®）
トファシチニブクエン酸塩（ゼルヤンツ®）
トシリズマブ（アクテムラ®）
バリシチニブ（オルミエント®）
メトトレキサート（リウマトレックス®）

量が1.3 log IU/mL以上である場合は核酸アナログ投与を開始し、投与中及び治療終了後少なくとも1～3ヶ月に1回HBV-DNA量を定量検査すること」となっています。つまり、免疫抑制作用のある薬剤が投与されている患者についてはHBs抗体・HBs抗原の量をはかり、これまで発症しないとされていた抗原陰性例でもある程度の抗体量がある場合には、抗B型肝炎ウイルス薬の投与を推奨しているのです。この点について厚生労働省保険局は、医科診療報酬として認めるとの見解を示しています。

山田さんには「安心して指示に従って下さい。体がだるくなったり、血尿が出たらすぐに連絡してくださいね」と伝えましょう。

謎解き

がんや移植、リウマチなど免疫療法を受けている人には急な体調変化がつきものです。これまで原因不明として扱われていた肝炎の再発についてメカニズムが明らかにされ、対応策が提示されたということでしょう。

HBs抗原が陰性化していても、免疫抑制下に長い間置かれていればウイルスが再活性化しても不思議ではありません。

どのような薬剤が危険なのでしょう？　ガイドラインでは免疫抑制薬、副腎皮質ステロイド、抗悪性腫瘍薬、抗リウマチ薬（全身投与薬）をあげています（**表**）。

これらの薬剤を長期に連用している方が、だるさ、血尿など肝炎の症状を呈したら要注意、すぐに病院で事情を説明して検査を受けるように指導するべきです。

容態が変わらないのに処方が変わるのは患者さんにとって不安なものです。薬剤師はガイドラインの改定などに注意し、世の常識の移り変わりを知っておきたいものですね。

（奥山　清）

case

19

肝炎の治療

一般名・医薬品分類

①アトルバスタチンカルシウム水和物
（分類）脂質異常症治療薬
（HMG-CoA還元酵素阻害剤）

②グレカプレビル水和物
（分類）抗ウイルス化学療法剤

③ピブレンタスビル
（分類）抗ウイルス化学療法剤

処方箋

患者氏名	松本　タロウ	性別	男性	年齢	63歳
医療機関	Aクリニック				
処方	（処方1） アトルバスタチンカルシウム水和物錠10mg　1回1錠（1日1錠）…① 1日1回　朝食後　28日分				
医療機関	B総合病院				
処方	（処方1） マヴィレット®配合錠　1回3錠（1日3錠） 1日1回　朝食後　28日分				

※マヴィレット配合錠：1錠中
グレカプレビル水和物（無水物として）100mg…②
ピブレンタスビル40mg…③

事件発生

近所に住む松本さんは、コレステロール値が高く、いつもヒナさんの薬局で処方箋を応需しています。今回松本さんは、C型慢性肝炎治療のためＢ総合病院の消化器科を紹介され、2枚の処方箋を持って来局されました。新人薬剤師のヒナさんは、調剤薬鑑査を終えて、松本さんに薬を渡そうとしたところ、先輩薬剤師に「ちょっと待って、疑義照会が必要だよ！」と言われてしまいました。

謎

何が問題なのでしょうか。また、新しく処方されたマヴィレット配合錠を服薬するにあたって、松本さんにどのような説明をすればよいのでしょうか。

解　説

疾患名

C型慢性肝炎（代償性、ジェノタイプ1）

キーワード

C型慢性肝炎、脂質異常症、相互作用

状況証拠と物的証拠

【C型慢性肝炎治療の変遷】

C型肝炎はかつて「非A非B型肝炎」とよばれていましたが1989年にC型肝炎ウイルスが発見されました。当初はインターフェロン（IFN）注射を使った治療が主流でしたが、近年では、直接ウイルスの増殖を阻害する経口薬のDAA（direct acting antivirals）が中心となっています。DAAはIFNに比べ副作用が少なく、高齢、線維化進展例にも使用でき、さらには100%近いウイルス排除が可能となっています。ウイルスの排除によって、肝硬変や肝がんに進展するリスクが低下します。

【薬物相互作用】

アトルバスタチンカルシウム水和物錠とマヴィレット配合錠は併用禁忌となっています。それは、マヴィレット配合錠に含まれる、グレカプレビル及びピブレンタスビ

表　肝炎に適用される薬剤（商品名）

主なインターフェロン製剤	B型肝炎に適応	C型肝炎に適応
インターフェロンα（スミフェロン®）	○	○
インターフェロンβ（フエロン®）	○	○
インターフェロンα 2a（ペガシス®）	○	○
インターフェロンα 2b（ペグイントロン®）		○
主な抗肝炎ウイルス薬		
リバビリン（レベトール®）（コペガス®）		○
シメプレビルナトリウム（ソブリアード®）		○
ラミブジン（ゼフィックス®）	○	
アデホビル ピボキシル（ヘプセラ®）	○	
エンテカビル水和物（バラクルード®）	○	
テノホビル ジソプロキシルフマル酸塩（テノゼット®）	○	
テノホビル アラフェナミドフマル酸塩（ベムリディ®）	○	
グラゾプレビル水和物（グラジナ®）		○
アスナプレビル（スンベプラ®）		○
ダクラタスビル（ダクルインザ®）		○
エルバスビル（エレルサ®）		○
ソホスブビル（ソバルディ®）		○
レジパスビルアセトン付加物・ソホスブビル配合（ハーボニー®）		○
グレカプレビル水和物・ピブレンタスビル配合（マヴィレット®）		○
ダクラタスビル塩酸塩・アスナプレビル・ベクラブビル配合（ジメンシー®）		○
ベルパタスビル・ソホスブビル配合（エプクルーサ®）		○
主な肝機能改善薬		
グリチルリチン製剤（強力ネオミノファーゲンシー®）		
ウルソデオキシコール酸（ウルソ®）		
タウリン（タウリン®）		
プロトポルフィリン二ナトリウム（プロトポルト®）		
チオプロニン（チオラ®）		
ポリエンホスファチジルコリン（EPL®）		
グルタチオン（タチオン®）		
グリチルリチン酸-アンモニウム・グリシン・DL-メチオニン配合錠　（グリチロン®）		
肝臓抽出製剤（アデラビン9号®）		
小柴胡湯		

ルの有機アニオントランスポーターOATP1B及び乳糖耐性タンパクBCRP阻害作用によって、アトルバスタチンの血中濃度が上昇するおそれがあるからです。添付文書ではグレカプレビル400mg / ピブレンタスビル120mgとアトルバスタチン10mgの併用でAUCが8.28倍（90%信頼区間6.06－11.3）、C_{max}が22.0倍（16.4－29.6）と記載されています。

謎解き

【疑義照会】

Aクリニックの医師に疑義照会して情報提供したところ、アトルバスタチンカルシウム水和物錠からプラバスタチンナトリウム錠に変更されました。プラバスタチンも併用注意ですが、他のスタチン系薬剤に比べて肝機能低下患者に使用しやすいという理由で選択されました。

なお、プラバスタチンのC_{max}はグレカプレビル及びピブレンタスビルとの併用により2.23倍となったというデータがあり、ヨーロッパのSPCでは、プラバスタチンの投与量は20mgを超えないことを推奨、the US Prescribing Informationでは投与量を50%に減量することを推奨しているため、プラバスタチンの投与量は1日5mgとして経過観察することになりました。

〔肝炎治療薬についての相互作用を調査する際には、国立国際医療研究センター（NCGM）薬物相互作用検索（肝炎治療薬）https://www.ddi.ncgm.go.jp/ が参考になります。〕

【服薬説明】

マヴィレット配合錠の服薬にあたって、ヒナさんは次のことを説明しました。

・飲み合わせがよくないコレステロールの薬について医師に問い合わせして変更となったこと
・この抗ウイルス配合剤を8週間続けて服用すること。服用を終了してから、12週間後に血液検査による効果判定が行われること
・健康食品などに含まれるセイヨウオトギリソウは摂取しないこと
・飲み忘れや服用の自己中断は、効果が減弱するばかりでなく耐性ウイルスができてしまう可能性があるのでしっかり服薬すること
・ウイルス排除後もC型肝炎ウイルスの増殖や、肝がんの発症の可能性などを調べる必要があるので定期的な受診が大切なこと

（奥山　清）

case 20 抗結核薬と抗吸虫薬

一般名・医薬品分類

①プラジカンテル
（分類）抗吸虫薬

②イソニアジド
（分類）抗結核薬

③ピラジナミド
（分類）抗結核薬

④エタンブトール塩酸塩
（分類）抗結核薬

⑤リファンピシン
（分類）抗結核薬

処方箋

患者氏名	関　ユカリ	性別	女性	年齢	56歳
医療機関	R医科大学　呼吸器内科				
処方	（処方1） プラジカンテル錠600mg　1回2錠（1日4錠）…① 1日2回　朝夕食後　2日分				
備考欄	体重55kg				

薬歴より

（処方1）イソニアジド錠100mg 1回3錠（1日3錠）…②
1日1回　朝食後　30日分
（処方2）ピラジナミド末　1回1.5g（1日1.5g）…③
1日1回　朝食後　30日分
（処方3）エタンブトール錠250mg　1回3錠（1日3錠）…④
1日1回　朝食後　30日分
（処方4）リファンピシンカプセル150mg　1回4カプセル（1日4カプセル）…⑤
1日1回　朝食前　30日分

事件発生

かねてより継続中の処方で結核治療中の関さんは、元気になる食事をと考え、2ヶ月程前に大好物の生食用カニを食べました。しかし、自然気胸（胸腔内で気体が肺を圧迫し、肺が外気を取り込めなくなった状態）、胸水貯留（胸腔内に異常に多量の液体がたまった状態）、胸痛などの症状が出現し、R医科大学を受診したところ、肺吸虫症と診断されました。

新人薬剤師のヒナさんは学生時代にちょっとだけ習った抗吸虫薬が処方され、ドキドキしています。

その様子を見ていた先輩薬剤師は「ヒナさん、これは注意が必要よ！」と言いました。

謎

先輩薬剤師は、関さんが新たにプラジカンテルを服用することについて主治医に問い合わせるべきと考えました。それはなぜでしょうか？

解　説

疾患名

結核

キーワード

併用禁忌、CYP3A4

状況証拠と物的証拠

【肺吸虫症】

肺吸虫（*Paragonimus spp.*）は日本の他、世界の熱帯～温帯域に広く分布する寄生虫です。本来は野生のイヌ科・ネコ科の動物を終宿主とする寄生虫ですが、ヒトに感染すると主に肺を標的臓器として肺吸虫症を引き起こします。中間宿主のモクズガニ、サワガニなどの淡水産カニ、あるいは待機宿主のイノシシの生肉を摂取することで感染することがある食品媒介性寄生虫です。肺吸虫の分布地がすべて肺吸虫症の流行地であるとはいえず、感染源となるカニやイノシシを食べる食習慣のある地域で報告が

図　結核の初回標準療法

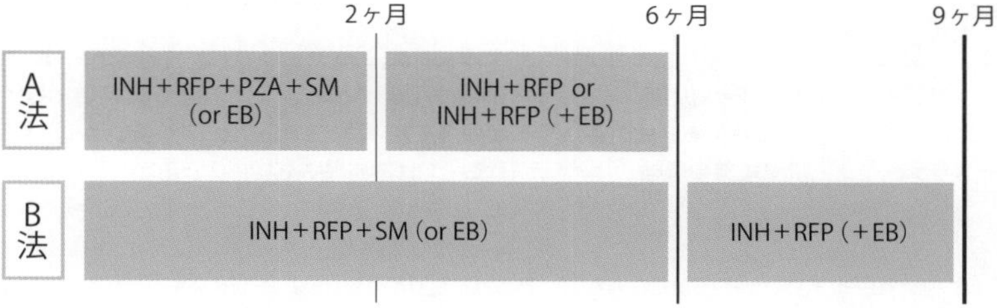

- 原則としてA法を用いる
- 妊婦、80歳以上の高齢者、HBV・HCV陽性の慢性肝炎や肝硬変、PZA投与不可の場合に限りB法を用いる
- 粟粒結核、病型分類Ⅰ型などの重症例、3ヶ月を超える培養陽性例、糖尿病、塵肺合併例、全身的な副腎皮質ステロイド・免疫抑制薬併用例では各3ヶ月（90日間）延長できる

INH：イソニアジド、RFP：リファンピシン、PZA：ピラジナミド、SM：ストレプトマイシン、EB：エタンブトール

あります。日本国内で発生している肺吸虫症の正確な患者数は不明ですが、恒常的に学会や学術雑誌で症例報告されています。

【肺吸虫症の症状】

食物と一緒に体内に入った幼虫は小腸上部から腹腔内を経て肺へと移行します。感染から3週間ほどは腹腔内を幼虫が出入りする時期で、無症状のことが多いですが、腹痛や下痢などの消化器症状を呈する場合があります。

胸腔内に肺吸虫が侵入して間もなくは、胸膜炎により胸水が溜まったり気胸のために胸痛や呼吸困難を呈します。感染後3～4週間で肺実質に達して虫のうがつくられます。さらに4～8週間で産卵を開始します。この頃になると咳・痰などの呼吸器症状が現れます。さらに成熟した肺吸虫が存在する虫のうと気管支が通じるとチョコレート色の血痰が認められるようになり、虫卵が検出されるようになります。

【肺吸虫症の検査・診断】

末梢血好酸球増多や血清総IgE値上昇を伴う場合が多いです。肺・肺外病変のいずれにおいても肺吸虫特異的抗体を検出する免疫診断が有用とされていますが、補助診断ですので、国籍、食歴などの患者さんの背景と検査結果を併せて総合的に診断することが重要です。

【肺吸虫症の治療】

プラジカンテルの添付文書には40 mg/kg/日、分2、2日間投与と指示されています。副作用は少ないのですが、ときに発熱、腹部不快感、悪心、下痢、頭痛などがみられます。

表　結核治療に用いられる主な薬剤

薬品名	薬理	副作用	薬学管理
イソニアジド（イソニコチン酸ヒドラジド）	・細胞壁合成阻害（ミコール酸合成阻害） ・抗結核薬中最強	・末梢神経障害 ・糖尿病患者やアルコール耽溺者（たんできしゃ）では高発現リスク ・ピリドキシンで予防 ・中枢神経系障害 ・SLE様症状 ・チラミン中毒	・腸管吸収が良好で半減期が長い⇒1日1回投与が可能 ・大部分は肝臓でアセチル化され、不活性化⇒遺伝的にアセチル化能が低い人（SA : slow acetylator）は注意（日本人のSAは10%以下） ・主要排泄経路は腎臓 ・中枢移行性がよく、脳内結核腫・結核髄膜炎にも使用される
リファンピシン	・DNA依存性RNAポリメラーゼ阻害	・肝機能障害（INH併用時） ・服薬中のアルコール摂取は控える ・皮疹、アレルギー反応、汎血球減少症（白血球減少、血小板減少）	・空腹時の吸収がよいので朝食前投与 ・全身臓器、体液に広く分布 ・汗、涙、尿が着色 ・CYP3A4の強力な誘導作用 ・HIV感染症治療薬、ボリコナゾール、ワルファリン、テオフィリンなどは禁忌
ピラジナミド	・投与後脱アミノ化されピラジン酸に変換されて作用するプロドラッグ ・酸性環境下で強い抗菌活性を示す⇒マクロファージ内の結核菌に有効 ・静菌的作用だが増殖分裂菌には殺菌的 ・INHの併用で耐性獲得を遅延させる ・脂肪酸合成阻害・タンパク合成阻害作用など	・肝機能障害 ・高尿酸血症（関節痛）、急性痛風発作	・肝代謝、腎排泄 ・分包紙に付着しやすい
ストレプトマイシン	・リボソーム（30S）に直接作用し、タンパク合成を阻害し、殺菌的に作用 ・耐性発現率高い	・第VIII脳神経（内耳神経）障害（めまい、耳鳴り、難聴など） ・腎機能障害	・経口投与不可（筋肉内注射） ・腎機能低下患者には注意

表　結核治療に用いられる主な薬剤（続き）

薬品名	薬理	副作用	薬学管理
エタンブトール	・細胞壁構成成分（アラビノガラクタン酸）を生合成するアラビノーストランスフェラーゼ阻害 ・静菌的に作用	・肝障害 ・視神経障害	・腎機能低下患者 ・糖尿病患者・アルコール中毒患者はすでに視神経障害を起こしている場合があり、症状悪化のおそれがあるため、原則禁忌
デラマニド	・結核菌特有のミコール酸の生合成を阻害する	・不眠症 ・頭痛 ・QT延長 ・傾眠	・QT延長のある患者 ・肝機能障害のある患者
カナマイシン	・タンパク質合成阻害	・過敏症 ・ビタミンK欠乏症 ・下痢	・腸管から吸収されない ・アンモニアを産生する腸内細菌を殺菌する
レボフロキサシン	・DNA合成酵素阻害	・不眠 ・めまい ・頭痛　など	

【抗結核薬】

結核の初回標準療法は**図**に示すような方法に従って行われます。服薬期間が長期にわたることから、きちんと服薬することが大切で、世界結核対策本部（Global Tuberculosis Programme）はDOTS（Directly Observed Treatment, Short-course, 直接服薬確認療法、短期コース）を推奨しています。DOTSとは、結核感染者が抗結核薬を服用するのを、保健医療従事者や研修を受けて認定を受けた者が直接に監視・記録して、結核治療を完了させる治療法をいいます。結核治療に用いられる主な薬剤を**表**に示します。

【多剤耐性結核菌（MDT-TB : Multiple Drug Resistance tuberculosis）について】

MDT-TBはイソニアジド、リファンピシンの両剤に対して同時に耐性を獲得している結核菌のことをいいます。さらに最近では、MDT-TBのうちキノロン系の医薬品に耐性でかつ、アミカシン、カナマイシン、カプレオマイシンのいずれかに耐性をもつ超耐性結核菌（XDR-TB : extensively drug-resistant tuberculosis）も報告されています。

現在この治療には標準的治療法はありませんが、キノロン系抗菌薬、EB、PZA、アミノ配糖体系抗生物質の4剤又は感受性のあるもう1剤を加えた5剤の投与（18～24ヶ月）が推奨されています。

謎解き

肺吸虫に対する治療薬としてはプラジカンテルが唯一の適応薬剤です。しかしプラジカンテルはリファンピシンの薬物誘導作用により、100%の濃度低下が報告されています。

疑義照会の結果、一旦リファンピシンを休薬することになりました。

なお、リファンピシンによる薬物誘導作用の影響は2～3週間続くという報告があります。

（花輪　剛久）

■参考文献

1）国立保健医療科学院ホームページ．http://h-crisis.niph.go.jp/bt/disease/14summary/14detail/（2019年12月閲覧）

case 21 脳梗塞の再発予防

一般名・医薬品分類

①アスピリン（低用量）
（分類）抗血小板薬

②クロピドグレル硫酸塩
（分類）抗血小板薬

処方箋

患者氏名	虎田　ユウタ	性別	男性	年齢	65 歳
医療機関	S 総合病院				
処方	（処方 1） アスピリン腸溶錠 100mg　1 回 1 錠（1 日 1 錠）… ① 1 日 1 回　朝食後　30 日分				

薬歴より

既往歴：2019 年 1 月、脳梗塞にて入院
前回処方
（処方 1）
　クロピドグレル錠 75mg　1 回 1 錠（1 日 1 錠）… ②
　アスピリン腸溶錠 100mg　1 回 1 錠（1 日 1 錠）
　　1 日 1 回　朝食後　30 日分

事件発生

虎田さんは1年前からクロピドグレル硫酸塩錠とアスピリン腸溶錠の併用療法で、何の問題もなく継続服用していましたが、今回アスピリン腸溶錠単独処方に変更となりました。新人薬剤師であるヒナさんが処方受付を担当し、応対時に前回処方との違いに気づき、虎田さんに確認しました。医師からは特に聞いていないとのことで、ヒナさんには何故中止なのか理解できず、処方医へ問合せを行おうと電話に向かいました。

謎

アスピリン腸溶錠単独処方になったのは一体なぜでしょうか？

解　説

疾患名

虚血性脳血管障害後の再発抑制

キーワード

抗血小板薬の併用療法

状況証拠と物的証拠

虎田さん自身の状況には、クロピドグレル硫酸塩錠・アスピリン腸溶錠の併用療法を開始してから何か変化があったのでしょうか？

虎田さん：

・飲みはじめてから、特に気になる症状もなく、とても調子のよい状態
・サプリメントで、セサミンを摂取している
・併用薬なし
・脳梗塞を起こしてからは、食事にも気をつかっている
・生活リズムは乱れていない

患者である虎田さん自身に関する確認も必要ですが、医師の処方内容についても検討してみましょう。

脳卒中治療ガイドライン2015（追補2019）では、主にアスピリンとクロピドグレルのような抗血小板薬2剤併用は、発症早期に心原性脳塞栓症を除く軽症脳梗塞もしくは一過性脳虚血発作（TIA）患者の、亜急性期までの治療法として勧められる（グレードB）と記されています（**表**）。

現段階で非心原性脳梗塞の再発予防上、最も有効な抗血小板療法（我が国で使用可能なもの）は、アスピリン75～150mg/日、クロピドグレル75mg/日、シロスタゾール200mg/日（以上、グレードA）、チクロピジン200mg/日（以上、グレードB）です。なお、心原性脳梗塞の予防には、ワルファリンやDOAC（経口抗凝固薬）が用いられます。

表　脳卒中のrecommendation gradeに関する脳卒中ガイドライン委員会の分類（2015）

推奨グレード	内容
A	行うよう強く勧められる（1つ以上のレベル1の結果）
B	行うよう勧められる（1つ以上のレベル2の結果）
C1	行うことを考慮してもよいが、十分な科学的根拠がない
C2	科学的根拠がないので、勧められない
D	行わないよう勧められる

※なお、エビデンスのレベル、推奨のグレードの決定にあたって人種差、民族差の存在は考慮していない。

日本脳卒中学会「脳卒中治療ガイドライン2015〔追補2019〕」より転載

謎解き

虎田さんに対する本処方は、患者本人も理由を知らないのに、なぜ、処方医は単独処方に切り替えたのでしょうか？

クロピドグレル硫酸塩錠とアスピリン腸溶錠の併用では、服用開始後に出血性副作用の増強が見られることが知られています。欧米で行われたMATCH（Management of Atherothrombosis with Clopidogrel in High-risk Patients with Recent Transient Ischaemic Attack or Ischaemic Stroke）試験では、軽微な出血のみならず、生命を脅かす出血が見られていると報告されています。また、ガイドラインでは「1年間以上の抗血小板薬2剤の併用は、抗血小板薬単剤と比較して有意な脳梗塞再発抑制効果は実証されておらず、むしろ出血性合併症を増加させるために行わないよう勧められる（グレードD）」と示されています。

主治医はこの情報を理解していて、脳梗塞後1年経った今回の処方でアスピリン腸溶錠の単独処方に切り替えたのです。

抗血栓療法には、抗血小板療法と抗凝固療法が含まれます。前者は非心原性脳梗塞に、後者は心原性脳塞栓症に適応されます。

【非心原性脳梗塞（ラクナ梗塞とアテローム血栓性脳梗塞）への抗血栓療法】

非心原性脳梗塞に対しては抗血小板薬を第一選択とします。複数の薬剤の漫然とした併用は出血性合併症を惹起しやすいので、慢性期の再発予防は原則として抗血小板薬単剤とします。出血性合併症予防のためには、血圧管理を併用することが重要です。

〔処方例〕下記のいずれかを用います。

1）アスピリン腸溶錠（100mg）1回1錠　1日1回

2）クロピドグレル錠（75mg）1回1錠　1日1回

3）シロスタゾール口腔内崩壊錠（100mg）1回1錠　1日2回

【心原性脳塞栓症予防の抗血栓療法】

抗凝固療法を検討すべきであり、ワルファリンか直接経口抗凝固薬（DOAC：direct oral anticoagulant）を用います。DOACには抗トロンビン薬であるダビガトラン、血液凝固Xa因子阻害薬であるリバーロキサバン、アピキサバン、エドキサバンがあります。いずれも、安全性と有効性の総合的な評価としてはワルファリンを凌いでいます。CHADS2スコアを用いて抗凝固療法を行うべき状態かどうかを判断し、適切な抗凝固療法を選択します。

〔処方例〕下記のいずれかを用います。減量基準を参考に、該当する場合には低用量を使用します。

1）ワルファリンカリウム錠（1mg）

投与量は患者ごとに大きく異なるため、PT-INRを指標として適切な投与量を個々の症例で決定します。70歳未満ではPT-INRで2.0～3.0、70歳以上では1.6～2.6を目標とします。

2）ダビガトランエテキシラートメタンスルホン酸塩カプセル（75・110mg）

1回150mg　1日2回、低用量の場合は1回110mg　1日2回

3）リバーロキサバン錠（10・15mg）

1回15mg　1日1回、低用量の場合は1回10mg　1日1回

4）アピキサバン錠（2.5・5mg）

1回5mg　1日2回、低用量の場合は1回2.5mg　1日2回

5）エドキサバントシル酸塩水和物錠（30・60mg）

1回60mg　1日1回、低用量の場合は1回30mg　1日1回

常に最新の知見に注意し、情報収集を怠らないことが必要です。

処方医に問合せを行い、知識を得ることも大切ですが、あらかじめ処方意図を理解・推測して、問合せを行うと、より深い医師との信頼関係を築くことが可能になります。

（伊集院　一成）

case

part 2

22

ピロリ除菌の使用薬剤

一般名・医薬品分類

①ボノプラザン
（分類）プロトンポンプ阻害薬

②アモキシシリン
（分類）ペニシリン系抗生物質

③クラリスロマイシン
（分類）マクロライド系抗生物質

処方箋

患者氏名	川口　ソウビ	性別	男性	年齢	56 歳
医療機関	T 病院　内科				
処方	（処方 1 ） ボノサップ®パック 800　1 回 0.5 シート（1 日 1 シート） 1 日 2 回　朝夕食後　7 日分				

※ボノサップ®パック 800：1 回量
ボノプラザン錠 20mg 1 回 1 錠（1 日 2 錠）…①
アモキシシリンカプセル 250mg 1 回 3 カプセル（1 日 6 カプセル）…②
クラリスロマイシン錠 200mg 1 回 2 錠（1 日 4 錠）…③
1 シートが 1 日分で、1 回に縦 1 列（0.5 シート）を服用する

事件発生

「いつも前田先生はボノサップ®パック400を処方するのになぜ今回は800？」と新人薬剤師ヒナさんは疑問に思ったため、調剤前に川口さんに確認しました。「前に除菌したのにまたピロリが出ちゃってね。今度は薬の量を多くして除菌してみようと先生が言っていたよ」と言われ納得。薬局には800の在庫がなかったので卸に緊急発注しました。すると、発注を聞いていた先輩薬剤師から「なぜ今回800なの？」と質問されました。

謎

いつもボノサップ®パック400を処方している医師が、ボノサップ®パック800を処方したことがなぜ問題なのでしょうか？

解　説

疾患名

胃潰瘍（ヘリコバクター・ピロリ感染症）

キーワード

ヘリコバクター・ピロリ除菌、一次除菌、二次除菌

状況証拠と物的証拠

川口さんは以前の一次除菌で除菌が成功したのに、今回再びピロリ菌が見つかったと話していますが、これは以前の一次除菌が失敗に終わっている可能性が高いと思われます。除菌が不成功であっても一時的に菌量が減少するので、検査時期によっては除菌が成功したと判定されてしまう場合があります。一般に除菌判定は除菌終了後4週以降に行うとされていますが、4週以降であってもプロトンポンプ阻害薬や抗菌薬などピロリ菌に対する静菌作用や抗菌活性のある薬剤の使用を少なくとも2週間中止することが必要と言われています。（Pharma Tribune 2014; 6(8): p.11-18.）

この症例の場合、一度除菌に失敗したので、今回はクラリスロマイシンの量を増や

して再挑戦ということですが、最初の除菌に失敗したということは、ピロリ菌がクラリスロマイシン耐性菌である可能性が高いといえます。この場合、再度除菌をクラリスロマイシンで行っても効果は期待できません。健康保険においても二次除菌にはクラリスロマイシンは使用できないことになっています（**表1**）。二次除菌はクラリスロマイシンの代わりに

　メトロニダゾール錠250mg　1回1錠（1日2錠）
　　1日2回　朝夕食後　7日間

を服用します。

表1　ピロリ除菌治療薬の組合せ

		抗生物質	
		一次除菌	二次除菌
		クラリスロマイシン 200mg・400mg ＋ アモキシシリン750mg	メトロニダゾール 250mg ＋ アモキシシリン750mg
プロトンポンプ阻害薬	オメプラゾール20mg（オメプラール・オメプラゾン）	パック製剤は未発売	パック製剤は未発売
	ランソプラゾール30mg（タケプロン）	パック製剤は製造中止	パック製剤は製造中止
	ラベプラゾールナトリウム10mg（パリエット）	ラベキュアパック400・800	ラベファインパック
	エソメプラゾール20mg（ネキシウム）	パック製剤は未発売	パック製剤は未発売
	ボノプラザン20mg（タケキャブ）	ボノサップパック400・800	ボノピオンパック

用量は1回服用量

【なぜクラリスロマイシンの1日投与量には400と800があるのでしょうか？】

　ピロリ除菌におけるクラリスロマイシンの投与量は、2007年以前は1日800mgだけでした。その後2007年に1日800mgと1日400mgもいずれも高い除菌率と良好な忍容性が確認されたため1日400mgの用量が追加になりました。

表2　国内第Ⅳ相市販後臨床試験でのヘリコバクター・ピロリの除菌率

1日投与量	オメプラゾール 20mg × 2 アモキシシリン 750mg × 2 クラリスロマイシン 200mg × 2	オメプラゾール 20mg × 2 アモキシシリン 750mg × 2 クラリスロマイシン 400mg × 2
全体	81.1% (116/143例)	80.0% (116/145例)
胃潰瘍	86.3% (63/73例)	77.1% (54/70例)
十二指腸潰瘍	75.7% (53/70例)	82.7% (62/75例)

(　) 内は除菌例数／評価例数

データを見ると、クラリスロマイシン1日量400mgと800mgでの効果はほぼ同等、あるいは400mgの方が有効率が高いとも言えます（**表2**）。よって、クラリスロマイシンを1日800mg投与する必要はほとんどありません。医師によっては患者の体重や年齢、過去の治療経験等で800mgを使用することもあり、一概に800mgの使用を否定はできませんが、通常400mgの処方を出されている医師が急に800mgの処方をした場合は、その理由を確認すべきでしょう。

少なくとも400mgを使用して除菌に失敗したから800mgを使う、ということはありえません。

謎解き

一次除菌にはクラリスロマイシン、二次除菌にはメトロニダゾール、こんな当たり前と思われていることが、実は当たり前になっていないのです。

二次除菌にクラリスロマイシン1日量800mgを使用してしまったという事例はまだまだ報告されています。

これには、クラリスロマイシンの用量が未だに400mgと800mgの二通り存在していることも原因ではないかと思われます。

新人薬剤師のヒナさん、先生の処方がいつもと違うなと気づいたところまではよかったのですが、その後のツメが足りませんでしたね。医師から言われたことや患者さんから言われたことを鵜呑みにしないで、必ず添付文書や書籍等で検証する習慣をつけましょう。

（花島　邦彦）

■参考文献

1）沖本忠義，村上和成．ヘリコバクター・ピロリの除菌療法．Pharma Tribune 2014; 6 (8): p.11-18.

case 23 併用薬から疾患を読み取る

一般名・医薬品分類

①サラゾスルファピリジン
（分類）持続性サルファ剤

②アザチオプリン
（分類）免疫抑制薬

③メサラジン
（分類）潰瘍性大腸炎治療薬

処方箋

患者氏名	伊藤　タカエ	性別	女性	年齢	45歳
医療機関	U大学病院　消化器内科				
処方	（処方1） 【般】サラゾスルファピリジン錠500mg　1回2錠（1日8錠）…① 1日4回　朝昼夕食後・就寝前　28日分 （処方2） 【般】アザチオプリン錠50mg　1回1錠（1日1錠）…② 1日1回　朝食後　28日分 （処方3） 【般】メサラジン注腸剤1g　28個…③ 1日1回　1回1個　直腸内に注入				

事件発生

初めての来局で一般名の処方箋を持参し、先発品を希望するという伊藤さん。新人薬剤師ヒナさんは、サラゾスルファピリジン錠500mgの先発品はサラゾピリン®錠とアザルフィジン®EN錠であることを確認しました。薬局にはサラゾピリン®錠の在庫がなかったので、患者さんに同じ成分であることを伝え、アザルフィジン®EN錠で調剤することにしました。そのとき先輩薬剤師から「ちょっと待って！」と言われました。

謎

伊藤さんの「【般】サラゾスルファピリジン錠500mg」の処方に対し、アザルフィジン®EN錠を選択してはいけないのはなぜでしょうか？

解　説

疾患名

潰瘍性大腸炎

キーワード

サラゾスルファピリジン（SASP）、
メサラジン（5-ASA）、潰瘍性大腸炎

状況証拠と物的証拠

サラゾスルファピリジン（SASP）は、スルファピリジン（SP）と5-アミノサリチル酸〔5-ASA（メサラジン）〕がアゾ結合した薬剤です。主たる有効成分は非特異的抗炎症作用を持つ5-ASAであり、SPは5-ASAを大腸まで届ける役目を果たしています。

サラゾスルファピリジン錠の先発品は、前述の通りサラゾピリン®錠とアザルフィジン®EN錠の2種類が販売されています。

では添付文書を見てみましょう。効能効果を見ると、

サラゾピリン®錠：潰瘍性大腸炎、限局性腸炎、非特異性大腸炎
アザルフィジン®EN錠：関節リウマチ

となっており、同じ成分なのに適応症が全く違うことがわかります。

では、2番目のアザチオプリン錠の適応症を見てみましょう。アザチオプリンは潰瘍性大腸炎、難治性リウマチ性疾患、両方に適応があります。

3番目のメサラジン注腸剤はどうでしょう？　適応症は「潰瘍性大腸炎」だけですね。つまり、この患者さんは潰瘍性大腸炎で受診し、投薬を受けているということが推測できます。ということは、アザルフィジン®EN錠は適応外ということになってしまいます。この事例で先発品を調剤する場合は、サラゾピリン® 錠を用意しなければなりません。

ただし、これはあくまでも推測なので患者さんからの聞き取りなど、得られる情報を総合的に分析して判断しなければならないことは言うまでもありません。

謎解き

サラゾスルファピリジン錠500mgの先発品は、サラゾピリン® 錠とアザルフィジン®EN錠が販売されていますが、適応症が異なります。同時に処方されている2剤に共通する適応症は潰瘍性大腸炎です。ということは、サラゾスルファピリジンも潰瘍性大腸炎の治療目的で処方された可能性が高いことがわかります。サラゾスルファピリジン錠で潰瘍性大腸炎の適応がある先発品はアザルフィジン®EN錠ではなく、サラゾピリン® 錠となるわけです。

患者さんの疾患を推測して調剤、服薬指導にあたることは、医療事故防止や薬剤の適正使用との観点からもとても重要な業務です。

医薬品は1つの成分がいろいろな病気の治療に使われることがよくあります。また、同じ成分の薬が商品によって異なる適応症になっていることもあります。1つの薬剤だけでは判断できないことも、複数の薬剤を組み合わせて考えることによって、患者さんの疾患を予測し、対応することが可能となります。

なおアザルフィジン®EN錠は、厚生労働省の一般名処方マスタによると「【般】サラゾスルファピリジン腸溶錠500mg」と記載しなければならないことになっていますが、実際の現場では「腸溶錠」といった文言が省略されていることがよくありますので、注意が必要です。

※アザルフィジン®EN錠は、アメリカやイギリスなどでは潰瘍性大腸炎の治療薬としても使用されています。国によって認可されている範囲が異なることもあるので、注意しましょう。

【一般名処方】

一般名処方とは、処方箋に医薬品の製品名（販売名）を記載せず、その医薬品の一般名を記載したものです。一般名処方の標準的な記載方法は、『【般】＋「一般名」＋「剤型」＋「含量」』とされていますが、臨床の現場では【般】の記載がない場合が多いようです。

配合剤については、原則として有効成分の一般名を「・」で接続し、含量は記載しないこととしていますが、同一の有効成分を含有し、含量のみが異なる複数の製剤が存在するときは、区別のため一般名の後に含量を記載しています。

その他、同一の有効成分・剤形を有する医薬品であって、効能・効果、用法・用量等の異なるものが存在する場合には、カッコ書き等により区別を行っているものがあります。

後発医薬品の使用を促進するために、平成24年の診療報酬改定において、後発医薬品が存在する医薬品について、一般名処方による処方箋を交付した場合に、医療機関において一般名処方加算を算定できることとなり、急速に一般名処方が広がりました。

一般名処方の標準的な記載方法は、厚生労働省のホームページの一般名処方マスタを参照してください。

https://www.mhlw.go.jp/seisakunitsuite/bunya/kenkou_iryou/iryouhoken/dl/ippanmeishohoumaster_190819.xls（2019年10月現在）

【一般名処方に対する調剤】

一般名で記載されている処方箋であれば、先発医薬品・後発医薬品を問わず、どの銘柄の医薬品でも調剤することができます。ただし、平成20年、保険薬局及び保険薬剤師療養担当規則等（薬担）に、後発医薬品への変更可能な処方箋を持参した患者さんに対する、後発医薬品に関する説明義務及び調剤の努力義務が追加されました。よって、一般名処方が行われた医薬品については、原則として後発医薬品を使用するように患者さんに対して後発医薬品の有用性、安全性や品質について懇切丁寧に説明をし、後発医薬品が選択されるよう努めなければなりません。さらに、平成26年度調剤報酬改定において、一般名処方の際に後発医薬品を調剤しなかった場合は、その理由を調剤報酬明細書の摘要欄へ記載することとなりました。

（花島　邦彦）

case 24 脂質異常症の治療

一般名・医薬品分類

①アトルバスタチンカルシウム水和物
（分類）脂質異常症治療薬
（HMG-CoA還元酵素阻害剤）

②クラリスロマイシン
（分類）マクロライド系抗生物質

③ロキソプロフェンナトリウム水和物
（分類）鎮痛・抗炎症・解熱剤

処方箋

患者氏名	川崎　スザク	性別	男性	年齢	56歳
医療機関	V総合病院				
処方	（処方1） アトルバスタチンカルシウム錠10 mg　1回1錠（1日1錠）…① 1日1回　朝食後　28日分 （処方2） クラリスロマイシン錠200 mg　1回1錠（1日2錠）…② 1日2回　朝夕食後　4日分 （処方3） ロキソプロフェンナトリウム水和物錠60 mg　1回1錠…③ 発熱疼痛時　5回分				

事件発生

川崎さんは、少し前の健康診断でコレステロール値が高かったとのことで、前回よりアトルバスタチンカルシウム錠が処方されるようになりました。今回は「風邪をひいてしまった」とのことで、少し体調がよくないようです。抗生物質と解熱鎮痛剤が追加処方されています。新人薬剤師のヒナさんは、それぞれの薬をとりそろえ、調剤監査担当の先輩薬剤師へ渡したところ、「あれ、アトルバスタチンカルシウムとクラリスロマシシンって相互作用がなかったっけ？」と言われました。

謎

問題なのは相互作用だけでしょうか？　それとも副作用でしょうか？

解　説

疾患名

脂質異常症

キーワード

脂質異常症、横紋筋融解症、相互作用

状況証拠と物的証拠

ヒナさんは、アトルバスタチンカルシウム錠（リピトール®）の添付文書を確認してみました。すると、**図1**のように記載されていました。

ヒナ　「先輩！確かにクラリスロマイシンによってアトルバスタチンカルシウムの血中濃度が上昇する可能性があるって書いてありますね。」

先輩　「そうよね。セフェム系の抗生物質やキノロン系の抗菌薬ならば相互作用の記載はなかったはずよね。疑義照会してみてくれる？」

ヒナ　「わかりました」

ヒナさんが疑義照会をしている間に、先輩薬剤師は待合室の川崎さんのところに行きました。

図1　アトルバスタチンカルシウム水和物錠（リピトール®）の添付文書

3.相互作用
本剤は、主として肝の薬物代謝酵素CYP3A4により代謝される。
【併用注意】

薬剤名等	臨床症状	危険因子
クラリスロマイシン	本剤の血漿中薬物濃度の有意な上昇（C_{max}:+55.9%、$AUC_{0\text{-}Tlast}$:+81.8%）がみられた	機序：クラリスロマイシンによるHMG-CoA還元酵素阻害剤の代謝阻害が示唆されている

先輩　「ちょっと先生に問い合わせたいことがあるので、お待たせしちゃってすみません」

川崎さんは、無言で頷きましたが、だいぶ具合が悪そうです。

先輩　「風邪の具合が悪いんですか？」

川崎　「うん、熱はないんだけど体がだるくってね。コレステロールの値が高くなったので、先日の受診のあとからウォーキングをするようにしたんだけど、しばらく動いてなかったせいか筋肉痛がひどくてね。そして、慣れない運動を始めたせいか、風邪をひいちゃったみたいでだるくなってきちゃったよ。」

先輩薬剤師は、ここでピンときました。「横紋筋融解症の症状が出ているのかもしれない」（**図2**）

図2　横紋筋融解症について
〔重篤副作用疾患別対応マニュアル（厚生労働省）より〕

骨格筋の細胞が融解、壊死することにより、筋肉の痛みや脱力などをきたす状態。その際、血液中に流出した大量の筋肉の成分（ミオグロビン）により、腎臓の尿細管がダメージを受ける結果、急性腎不全を引き起こすことがある。また、まれに呼吸筋が障害され、呼吸困難になる場合がある。

初期症状	・手足・肩・腰・その他の筋肉が痛む ・手足がしびれる ・手足に力がはいらない ・こわばる ・全身がだるい ・尿の色が赤褐色になる
主な原因医薬品	・高脂血症用薬（HGM-CoA還元酵素阻害薬など） ・抗菌薬（ニューキノロン系など）

ヒナさんが調剤室から出てきて、「先輩、抗生物質がキノロン系に変更になりましたよ」と言ったのですが、先輩は「もう一度、先生に電話して！」と言いました。

謎解き

2度目の疑義照会を行ったところ、川崎さんにすぐに病院へ戻るように伝えて欲しいとのことでした。

そして川崎さんはそのまま入院となってしまいました。

受診時に採血をしていたので、その検査結果を確認してもらったところ、服用前は85 IU/LだったCK（CPK）の値が20,000 IU/Lまで上昇していたとのことで、典型的なHMG-CoA還元酵素阻害剤の副作用である横紋筋融解症とのことでした（**図3**）。

先輩薬剤師の患者面接のおかげで、横紋筋融解症の重篤化を防ぐことができました。

図3　脂質異常症に関連した検査基準値

		参考となる基準値
TC（mg/dL）	総コレステロール	128-219
TG（mg/dL）	トリグリセリド	30-149
LDL-C（mg/dL）	LDL-コレステロール	139以下
HDL-C（mg/dL）	HDLコレステロール	40-96
CK又はCPK（IU/L）	クレアチニンキナーゼ	男性62-287 女性45-163

【参考：AMRについて】

今回、川崎さんには抗生物質が処方されていました。川崎さんは「ただの風邪」と訴えていましたが、V総合病院の医師は「細菌による感染症」を疑って抗生物質を処方したと考えられます。

近年、安易な抗生物質の不適正使用による抗菌耐性（AMR: Antimicrobial Resistance）が世界的な問題となっています。日本では2016年4月に「AMR対策アクションプラン」が策定され、2020年までに抗生物質の使用を2/3に削減するという目標が定められています。

したがって、抗生物質が処方されている際には、何のために処方されたのだろうか？ 本当に必要なのだろうか？ と考えてみることも必要となってきています。

（若林　進）

case 25 高尿酸血症の服薬指導

一般名・医薬品分類

①ベンズブロマロン
（分類）高尿酸血症治療薬（尿酸排泄促進薬）

②クエン酸カリウム・クエン酸ナトリウム水和物
（分類）酸性尿改善薬（尿アルカリ化薬）

③ロサルタンカリウム
（分類）高血圧治療薬（AT_1受容体遮断薬）

処方箋

患者氏名	笹原　ウシオ	性別	男性	年齢	56歳
医療機関	W総合病院　循環器内科				
処方	（処方1） ベンズブロマロン錠50mg　1回1錠（1日1錠）…① 1日1回　朝食後　28日分 （処方2） クエン酸カリウム・クエン酸ナトリウム配合錠　1回1錠（1日3錠）…② 1日3回　朝昼夕食後　28日分 （処方3） ロサルタンカリウム錠25mg　1回1錠（1日1錠）…③ 1日1回　朝食後　28日分				

事件発生

新人薬剤師のヒナさんは、調剤を終えて笹原さんに服薬指導をはじめました。ベンズブロマロンとクエン酸カリウム・クエン酸ナトリウムは痛風の薬、ロサルタンは血圧の薬ですと説明しました。しかし、笹原さんは驚いて「痛風なんて医師から聞いていないし、なんの症状もないのにどうして3種類も薬を飲むのか」と言われてしまいました。

謎

無症候性高尿酸血症の高血圧合併例に対する服薬指導はどうしたらよいでしょうか？

解　説

疾患名

高尿酸血症

キーワード

高尿酸血症、高血圧合併例、尿酸排泄低下型／尿酸産生過剰型

状況証拠と物的証拠

処方されている3剤の添付文書を確認すると、ヒナさんの説明は間違っていません。でも本人には自覚症状もなく、医師からの説明とも違っていたようです。処方されている3剤の関連性から、処方の意図を考えてみましょう。

【併用薬に注目】

ベンズブロマロンは、痛風あるいは高尿酸血症を伴う高血圧症における高尿酸血症の改善に使用されます。したがって、ロサルタンが降圧薬であることがわかれば、本処方は痛風よりも高血圧＋高尿酸血症の改善を目的としていることが予想できます。一方、痛風であれば痛風治療薬であるコルヒチンや痛風関節炎に使用されるナプロキセンなどの非ステロイド性抗炎症薬（NSAIDs）がベンズブロマロンと併用されると考えられます（**図**）。

図　高尿酸血症・痛風と生活習慣病

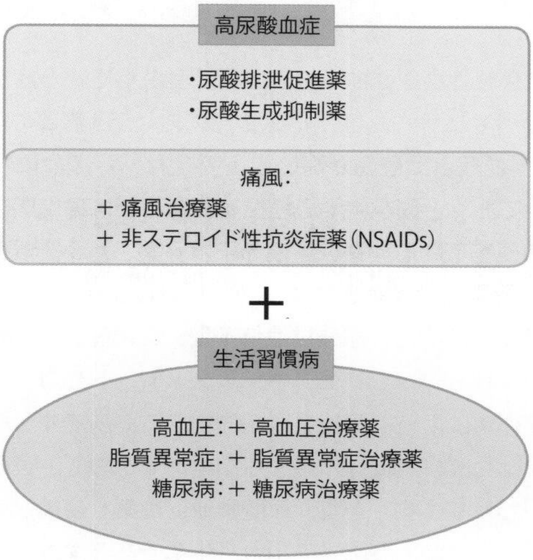

疾患の定義としては、高尿酸血症とは「血清尿酸値が7mg/dLを超えるもの」であり、痛風とは「高尿酸血症による尿酸塩析出で引き起こされた急性関節炎」とされています。また、高尿酸血症の場合は血清尿酸値を6mg/dL以下に管理することが治療の目標となり、痛風の場合は、血清尿酸値の管理だけでなく発作の軽減が治療の目標に加わります。この相違が、処方を読み解くためのポイントとなります。

【無症候性高血圧合併高尿酸血症】

高血圧は、腎臓での尿酸排泄が低下したり、尿酸の再吸収が促進されたりするため、比較的高い頻度で高尿酸血症を合併することが知られています。また、高尿酸血症は、痛風や尿路結石、腎不全の要因となるだけでなく、高血圧、脂質異常症、糖尿病といった生活習慣病との関連性も指摘されつつあります。

しかしながら、高血圧や高尿酸血症は、自覚症状の少ないあるいはない疾患ですので、服薬アドヒアランスが大変重要となります。高血圧の治療目標は、脳卒中や心筋梗塞などの心血管疾患及び腎機能障害の予防、高尿酸血症の治療目標は、痛風関節炎の発症を予防することです。患者さんには、そのことを十分に理解してもらう必要があります。

謎解き

今回の処方は、無症候性高尿酸血症に高血圧が合併している症例に対するものだとわかります。したがってヒナさんは、笹原さんに対して「痛風の薬が出ている」と説明するのではなく、「血圧と尿酸値が高いようですね。今はなにも症状がないようですが、そのまま放っておくと脳卒中や心筋梗塞、あるいは痛風関節炎を発症するリスクが高まります。血圧を下げる薬と尿酸値を下げる薬、計3種類を忘れずに服用してください。」といった服薬指導ができればよかったでしょう。

高尿酸血症は大きく分けると、尿酸排泄低下型、尿酸産生過剰型、混合型の3つに分類されます。アロプリノール、フェブキソスタット、トピロキソタットはキサンチンオキシダーゼ阻害作用によって尿酸生成を抑制する薬剤です。一方、プロベネシドやベンズブロマロンは尿酸排泄促進作用をもつ薬剤ですので、笹原さんは、尿酸排泄低下型であることがわかります。また、尿酸排泄促進薬を使用している場合は、尿が酸性化して尿酸が析出しないように、アルカリ化薬であるクエン酸カリウム・クエン酸ナトリウムを併用します。

ただし、ベンズブロマロンは重篤な肝機能障害に注意が必要ですので、定期的な検査が必要です。また、著しく腎機能が低下している症例では尿酸排泄促進薬の効果が期待できないため、腎・肝機能のチェックは忘れずに行いましょう。

次に高血圧治療薬の選択ですが、利尿薬やアドレナリンβ遮断薬は高尿酸血症を増悪させることがあるため注意が必要です。一方、ロサルタンやイルベサルタンといった一部のアンジオテンシン受容体拮抗薬（ARB）は、尿酸排泄促進作用が期待できるため、本症例のような合併例では使用されやすい高血圧治療薬だと考えられます。

このように個々の処方薬だけではわからない処方の意図も、薬の組合せや薬の特徴を統合的に理解することで精度の高い処方解析ができるようになります。

（吉澤　一巳）

case 26 片頭痛の治療薬

一般名・医薬品分類

①スマトリプタン
（分類）片頭痛治療薬（5-$HT_{1B/1D}$受容体作動薬）

②バルプロ酸ナトリウム
（分類）抗てんかん薬

処方箋

患者氏名	佐々木　ユキエ	性別	女性	年齢	21 歳
医療機関	X病院				
処方	（処方１） スマトリプタン点鼻液20　1回1個 … ① 頭痛発作が発現したとき　20回分　1日2回まで （処方２） バルプロ酸ナトリウム徐放錠200 mg　1回1錠（1日2錠）… ② 1日2回　朝夕食後　30日分				

事件発生

佐々木さんは以前からX病院で片頭痛の治療を受けていました。最近、急に頭痛が発症することが多くなったと主治医に相談したところ、新しく内服薬（処方2）が処方されたとのことです。

新人薬剤師のヒナさんは、抗てんかん薬が処方されていたので、頭に？？が点灯しました。

謎

新しく処方されたバルプロ酸ナトリウムの処方意図は何でしょうか？患者さんにどのように説明すればよいでしょうか？

解　説

疾患名

片頭痛

キーワード

用法、急性期、予防薬

状況証拠と物的証拠

片頭痛の治療薬は急性期の発作を抑える急性期治療薬と頭痛発作を予防する予防薬に大別されます。佐々木さんが今まで使用していたスマトリプタン点鼻液は急性期治療薬、今回追加処方されたバルプロ酸ナトリウム徐放錠は予防薬となります（**表1**）。

【バルプロ酸ナトリウムの処方意図】

バルプロ酸ナトリウムの添付文書を確認すると、効能・効果には、1. 各種てんかんの治療、2. 躁状態の改善、3. 片頭痛発作抑制、の3つの適応が記載されています。バルプロ酸ナトリウム（デパケン®）は、片頭痛予防薬の第一選択薬として国際的に汎用され、てんかんに対する投与量より少量で効果があることが知られています。頭痛に対する予防療法は、発作が月2回以上、急性期治療のみでは日常生活に支障がある片頭痛などの場合に実施されます。ただし催奇形性があり、妊婦への投与は禁忌となります。

表1　片頭痛の主な治療薬

		剤形	薬剤名	1回量（mg）	1日最大投与量（mg）
急性期治療薬	トリプタン系製剤	経口	スマトリプタン ゾルミトリプタン エレトリプタン臭化水素酸塩 リザトリプタン安息香酸塩 ナラトリプタン塩酸塩	50 2.5 20 10 2.5	200 10 40 20 5
		点鼻	スマトリプタン	20	40
		皮下	スマトリプタン	3	6
	エルゴタミン製剤	錠剤	エルゴタミン酒石酸塩・無水カフェイン・イソプロピルアンチピリン配合剤	1-2錠	（10錠/週）
発作予防薬	Ca^{2+}チャネル遮断薬	錠剤	塩酸ロメリジン	10 （/日）	20
	β遮断剤	錠剤	プロプラノロール塩酸塩	20-30 （/日）	60
	抗てんかん薬	錠剤	バルプロ酸ナトリウム	400-800 （/日）	1000

【スマトリプタン各種剤形の特徴】

佐々木さんが今まで使用していたスマトリプタン点鼻液（イミグラン®点鼻液）は急性期治療薬として、頭痛発作時に1回20mg鼻腔内投与します。効果が不十分な場合は追加投与も可能ですが、「2時間以上の間隔をあけること、1日の総投与量が40mg以内（2回以内）とすること」と投与にあたっては制限が存在します（**図1**）。また、スマトリプタンは点鼻液の他に錠剤や注射剤も発売されています。各剤形の薬物動態パラメータを比較すると皮下注でT_{max}及び$T_{1/2}$が最も短いことから、発作発現時により早い効果発現と速やかな効果消失が期待できます。しかし、C_{max}が錠剤の約2倍、点鼻液の約5倍と高くなっており、過度の血中濃度の上昇から不整脈などの副作

図1　イミグラン®点鼻液添付文書（用法・用量）

【用法・用量】

通常、成人にはスマトリプタンとして1回20mgを片頭痛の頭痛発現時に鼻腔内投与する。
なお、効果が不十分な場合には、追加投与をすることができるが、前回の投与から2時間以上あけること。
ただし、1日の総投与量を40mg以内とする。

表2　健康成人男性における錠剤及び点鼻液単回投与時の薬物動態パラメータ

	投与量(mg)	T_{max}(hr)	$T_{1/2}$(hr)	C_{max}(ng/mL)	AUC(ng·hr/mL)
錠剤 (n=16)	50	1.8 ± 0.9	2.2 ± 0.3	32.6 ± 8.4	117.8 ± 23.7
点鼻 (n=6)	20	1.30 ± 0.73	1.87 ± 0.53	12.2 ± 2.9	54.2 ± 13.3
皮下 (n=24)	3	0.18 ± 0.04	1.71 ± 0.26	64.7 ± 13.0	52.8 ± 5.4

（イミグラン錠、点鼻液インタビューフォームより引用）

用発現の危険性が高まることも予想できます。一方、点鼻液でC_{max}が錠剤の約1/3倍、AUCが約1/2倍となっており、不整脈などの副作用発現の危険性が軽減すると予想できます（**表2**）。剤形の違いによる薬剤の効果や副作用発現に相違が認められる場合、薬剤師として各剤形の特徴を理解しておくことはとても大切です。

【トリプタン誘発性頭痛】

2019年6月に厚生労働省から重大な副作用の項に「薬剤の使用過多による頭痛（いわゆる薬剤乱用頭痛（MOH: Medication Overuse Headache）の追記などを求める改訂指示が出されました。トリプタン系薬は有効性が高く、片頭痛治療が大きく向上したといわれています。しかし、トリプタン系薬を含む頓服薬はつい過量になりがちであり、過剰に使用すると頭痛の頻度が増えて1ヶ月に15日以上も頭痛が起きるようになることがあります。MOHの発症を防止する意味で1ヶ月あたりの使用頻度が10日を超えないよう、患者さんへの服薬指導をしっかり行うことが重要です。

【一次性頭痛の種類と特徴】

頭痛は、他の疾患のない「一次性頭痛」と、他の疾患に起因する「二次性頭痛」の2つのタイプに分けられます。頭痛患者のおよそ9割は一次性頭痛であり、二次性頭痛は1割程度であるといわれています。「一次性頭痛」は片頭痛、緊張型頭痛、群発頭痛等に分けられます。

【適切な情報収集】

頭痛については処方箋調剤でも店頭での医薬品販売においても、患者/生活者からの適切な情報収集が重要です。

表3に頭痛に関する質問と推測される疾患を示しました。この表から、一般的に入浴や運動は血管の拡張を助長してしまうことがあるので片頭痛の悪化因子となりますが、逆に緊張型頭痛の場合には筋肉の緊張緩和につながるので寛解因子になることがわかります。ただし誘発因子はすべての頭痛患者に共通するものではありません。

表3　頭痛に関する質問と推測される疾患

症状の特徴			疑われる疾患
部位（Location）	片側		片頭痛（両側性もあり）、群発頭痛、側頭動脈炎、三叉神経痛、急性緑内障発作
	両側		緊張型頭痛、くも膜下出血、髄膜炎
性状（Quality） 程度（Quantity）	拍動性（ズキズキ）		片頭痛（日常生活に支障）、群発頭痛、側頭動脈炎、高血圧脳症
	圧迫性（締め付ける）		緊張型頭痛（日常生活は可能）
	激痛		くも膜下出血、髄膜炎、三叉神経痛（針を刺すような）
時間と経過（Timing） 状況（Setting）	いつから	突発性	くも膜下出血、脳内出血
		急激	群発頭痛、急性緑内障発作、三叉神経痛、動脈解離
		徐々に増強	脳腫瘍、慢性硬膜下血腫
		反復的（慢性）	片頭痛、群発頭痛、緊張型頭痛
	きっかけ	頭部打撲	急性硬膜外血腫、慢性硬膜下血腫
		薬物	薬物乱用頭痛、急性緑内障発作（抗コリン薬）
寛解・増悪因子（Factor）	咳、力み（頭蓋内圧亢進）で増悪		脳腫瘍、髄膜炎
	運動、入浴、月経で増悪		片頭痛
	同一姿勢で増悪、運動で軽減		緊張型頭痛
	アルコールで増悪		群発頭痛
	朝に悪化		脳腫瘍、高血圧性脳症、うつ病
随伴症状（Associated manifestation）	悪心・嘔吐		片頭痛、くも膜下出血、脳腫瘍、髄膜炎
	発熱		髄膜炎、風邪症候群、インフルエンザなどの感染症
	肩・頸部のこり		緊張型頭痛
	前兆（チカチカ）		片頭痛
	流涙、眼充血		群発頭痛、急性緑内障発作
	麻痺・けいれん・しびれ		脳出血、脳腫瘍

（アルゴリズムで考える薬剤師の臨床判断　p.35　木内祐二編．南山堂．2015より転載）

【誘発因子の除去】

片頭痛患者の中には、特定の状況下で発作が起こりやすいことを認識している人も多く、そのような誘発因子を除去することは、片頭痛の予防につながります。「頭痛ダイアリー」は、痛みの程度や持続時間、日常生活への影響、薬の使用状況、吐き気といった頭痛に伴う症状のほか、月経、ストレス、寝不足や寝すぎ、悪天候など、片頭痛を引き起こす要因と考えられるできごとを自ら記録します。この日記によって誘発因子が明らかとなり予防策をたてやすくなります。頭痛ダイアリーは、日本頭痛学会のホームページからダウンロードできます。

謎解き

バルプロ酸ナトリウムは片頭痛の予防薬として処方されていると考えられます。佐々木さんにはバルプロ酸について
「今回は頭痛の予防薬が追加されています。頭痛のある日・ない日にかかわらず毎日服用してください。人によって眠くなることがありますので、車の運転等の危険な作業はおさけください。」

また、スマトリプタン点鼻についても「頭痛が起こった時に使用する点鼻剤ですが、片頭痛がひどくなってから使用したのでは効果は十分に発揮されません。片頭痛が始まってそれが片頭痛の痛みであると確信した「軽度」のうちに服用すると高い効果がえられます。この薬の使い過ぎによって頭痛が誘発されることもあるので、指示された用法を守って、予防薬を忘れずに服用してください。」と説明する必要があります。

（杉浦　宗敏）

case

27

part 2

HIV の治療薬

一般名・医薬品分類

①エムトリシタビン・テノホビル アラフェナミドフマル酸塩

（分類）抗ウイルス化学療法剤

処方箋

患者氏名	鈴木　レン	性別	男性	年齢	35 歳
医療機関	Y大学病院　感染症科				
処方	（処方 1） デシコビ® 配合錠HT　1回1錠（1日1錠）…① 1日1回　朝食直後　14日分				

事件発生

初来局の鈴木さん。処方箋には抗HIV薬が書かれています。新人薬剤師のヒナさんは、抗HIV薬の処方箋を見るのは初めてです。でも、1剤しか書かれていませんでしたので「これなら簡単そうだ」と少し安心しました。しかし先輩薬剤師から「疑義照会が必要だよ」と言われてしまいました。併用薬もなく、記載も1剤のみですので相互作用も考えられないはずです。

謎

この処方内容で疑義照会が必要なのはなぜでしょうか？

解　説

疾患名

HIV感染症

キーワード

HIV、キードラッグ、バックボーン

状況証拠と物的証拠

今回、鈴木さんには初めて抗HIV薬が処方されました。初めての処方ですので、まずは低用量の1剤から、などと思えるかもしれませんが、HIV感染症の治療は高血圧の治療などと違って、最初から3剤程度の薬剤を組み合わせて処方することが、ガイドラインにも示されています。これは、単剤又は2剤による治療では、抗ウイルス作用が弱く、すぐに薬剤耐性が生じるとされているからです。したがって、この処方箋は、何か処方しようと思っていた薬剤が抜けてしまっている可能性がありますので疑義照会が必要です。

また、いくつかの抗HIV薬は食事の影響を受けることが報告されていて、食事中や食直後の用法が必須となっています。しかし、デシコビ® 配合錠HTは食事の影響は受けないため、用法が「朝食直後」となっていることに対しても疑問が残ります。疑義照会を行った方がよいでしょう。

【HIV感染症治療の基礎知識】

HIV感染症は、抗ウイルス薬を何種類か組み合わせて処方する抗レトロウイルス療法（ART：anti-retroviral therapy）が標準治療となっています。その組合せとしては、HIVを抑制する効果がより強力な薬剤を「キードラッグ」、キードラッグを補足しウイルス抑制効果を高める役割をもつ薬剤を「バックボーン」とよびます。現在は、バックボーンを核酸系逆転写酵素阻害剤（NRTI）2剤として、キードラッグを1剤（又は2剤）とする組合せが一般的です。デシコビ® 配合錠HTは、配合錠と名のつくように、エムトリシタビン（FTC）とテノホビル アラフェナミドフマル酸塩（TAF）の2種類の薬剤が配合されています。これは両剤ともNRTIに分類されますので、バックボーンです。つまりこの処方箋は、バックボーンだけでキードラッグのない処方なのです。

【抗HIV薬の選び方】

それでは、どのような薬剤が抜けていると考えられるでしょうか。疑義照会を行う前に、予習しておくことにします。抗HIV治療ガイドライン（2019年3月発行7月27日改訂）によると、**表**の抗HIV薬の組合せが、初回治療として推奨されているようです。デシコビ® 配合錠にはTAFの量によってHTとLTの2製剤があります。バックボーン

表　初回治療として選択すべき抗HIV薬の組合せ（推奨される組合せ）

キードラッグ		バックボーン
インテグラーゼ阻害剤（INSTI）	①トリーメク® 配合錠（DTG/ABC/3TC）	
	②テビケイ® 錠（DTG）	デシコビ®配合錠HT（FTC/TAF）
	③アイセントレス® 錠（RAL）	デシコビ®配合錠HT（FTC/TAF）
	④ゲンボイヤ®配合錠（EVG/COBI/FTC/TAF）	
	⑤ビクタルビ® 配合錠（BIC/TAF/FTC）	
非ヌクレオシド系逆転写酵素阻害剤（NNRTI）	⑥オデフシィ® 配合錠（RPV/TAF/FTC）	
プロテアーゼ阻害剤（PI）	⑦シムツーザ® 配合錠（DRV/COBI/TAF/FTC）	
	⑧プリジスタ® 錠（DRV）＋ノービア® 錠（RTV）	デシコビ® 配合錠LT（FTC/TAF）

ABC：アバカビル硫酸塩
BIC：ビクテグラビルナトリウム
COBI：コビシスタット
DRV：ダルナビルエタノール付加物
DTG：ドルテグラビルナトリウム
EVG：エルビテグラビル
FTC：エムトリシタビン
RAL：ラルテグラビルカリウム
RPV：リルピビリン
RTV：リトナビル
TAF：テノホビル アラフェナミドフマル酸塩
3TC：ラミブジン

のデシコビ®配合錠HTに対して、抜けていると考えられるキードラッグは、

②テビケイ®錠（DTG）

③アイセントレス®錠（RAL）

が考えられます。またバックボーンがデシコビ®配合錠HTでなく、本当はデシコビ®配合錠LTであった場合、

⑧プリジスタ®錠（DRV）とノービア®錠（RTV）

の可能性も考えられます。ここまで準備できれば、疑義照会はバッチリでしょう。

謎解き

ところが処方医に疑義照会を行ったところ、以下の処方に変更となりました。

（処方1）

オデフシィ®配合錠　1回1錠（1日1錠）

1日1回　朝食直後　14日分

なんと、デシコビ®配合錠HTはオデフシィ®配合錠との処方間違いでした。どちらも配合錠ということで、選択間違いをしてしまったようです。それにしても、1剤だけの処方です。これはどういうことなのでしょうか。

オデフシィ®配合錠は、リルピビリン塩酸塩（RPV）、テノホビル アラフェナミドフマル酸塩（TAF）、エムトリシタビン（FTC）という3薬剤の配合錠です。リルピビリン塩酸塩は非ヌクレオシド系逆転写酵素阻害薬（NNRTI）とよばれるキードラッグです。テノホビル アラフェナミドフマル酸塩、エムトリシタビンはNRTIなのでバックボーンとなります。

抗HIV薬の服用は長期間となるため、1日1回1錠の服用でHIV治療が行うことができる薬剤は、服薬を維持する可能性も高くなると考えられます。

また、オデフシィ®配合錠は食事の影響を受けることが報告されています。もともとの処方も、朝食直後となっていたので、薬剤は選択間違いをしていましたが、用法は正しいものが選択されていたわけです。

（若林　進）

■参考文献

1）抗HIV治療ガイドライン（2019年3月発行7月27日改訂版）．厚生労働省研究班．2019.

case

28

小児への薬物療法

一般名・医薬品分類

①エナラプリルマレイン酸塩
(分類) 高血圧治療薬 (ACE阻害薬)

②シプロフロキサシン塩酸塩水和物
(分類) ニューキノロン系抗菌薬

処方箋

患者氏名	佐藤　リョウ	性別	男性	年齢	4歳
医療機関	Z内科・小児科医院				
処方	(処方1) エナラプリルマレイン酸塩細粒1%　1回1mg (1日1mg) … ① 1日1回　朝食後　30日分 (処方2) シプロフロキサシン塩酸塩水和物錠100mg　1回0.5錠 (1日1錠) … ② 1日2回　朝昼食後　5日分 (処方2) を粉砕して投与				
備考	体重12kg				

事件発生

今回、ヒナさんの薬局へ初めて処方箋を持参しました。お母様のお話ではリョウくんは小さいころから小児高血圧症のためにエナラプリルマレイン酸塩を継続して飲んでいます。この日は急性中耳炎に対してシプロフロキサシン塩酸塩水和物（CPFX）が臨時処方されました。ヒナさんはシプロフロキサシン塩酸塩水和物の投与量をVon Harnackの表を用いて確認し、参考書にて粉砕の可否を調べました。粉砕については遮光保存等の条件を満たせば粉砕可との評価でした。ただし、粉砕した薬剤の味が苦いことが小児にとっては懸念材料です。ヒナさんは調剤を開始しようとしましたが、先輩薬剤師から待ったがかかりました。

謎

なぜ、待ったがかかったのでしょうか？

解　説

疾患名

小児高血圧症、急性中耳炎

キーワード

小児適応、禁忌、剤形、公知申請

状況証拠と物的証拠

【エナラプリルと小児適応】

エナラプリルに細粒剤があったかしら？ と不安に思いました。ヒナさんが調べてみると、各種のエナラプリル製剤には小児の適応は記載されていましたが、先発医薬品のレニベース錠をはじめ、ほとんどのジェネリック医薬品が錠剤しかありませんでした。ただ唯一エナラート®だけが錠剤と併せて1％細粒製剤をそろえていました。エナラート®の小児用量の項には「通常、生後1ヶ月の小児にはエナラプリルマレイン酸塩として0.08mg/kgを1日1回投与する」と記載されています。本剤のインタビューフォームによって2012年6月に小児に対する適応を取得したことがわかりました。先輩薬剤師によれば、それ以前は「公知申請」の対象だったとのことですが、ヒナさんには何のことだかわかりません。

【公知申請とは】

公知申請とは、承認済医薬品の適応外処方について科学的根拠に基づいて医学薬学上公知であると認められる場合に、臨床試験の全部又は一部を新たに実施することなく効能あるいは効果等の承認が可能となる制度です。公知申請に係る事前評価が終了したものは保険薬事承認上は適応外であっても、保険適用の対象となります。要するに「まだ添付文書に記載されていない効能・効果であっても、保険請求が可能である」ということです。

厚生労働省のホームページ「公知申請に係る事前評価が終了した適応外薬の保険適用について」のリストで確認できます。

【ニューキノロン系抗菌薬の小児への使用】

シプロフロキサシン塩酸塩水和物（CPFX）はどうでしょう。添付文書を見ていると、小児への投与は禁忌であることがわかりました。添付文書に書かれている禁忌の理由は「動物実験（幼若イヌ、幼若ラット）で関節異常が認められている」でした。早速疑義照会して他の薬剤に変更してもらおうと電話をかけようとしたとき、またまた先輩薬剤師から待ったがかかり、疑義照会する前には代替案を調べておいた方が慌てずに行えるとアドバイスをもらいました。調べたところ、ニューキノロン系抗菌薬のトスフロキサシントシル酸塩細粒（TFLX）が小児の中耳炎に対して適応をもっていることがわかりました。ヒナさんは「それにしても急性中耳炎の第一選択でニューキノロン系抗菌薬を使用するかな？ペニシリン系かセフェム系抗生物質では？」など疑問が次々に湧き上がり、その点も含め万全の態勢で疑義照会しました。医師にはCPFXが小児に使用禁止であること、他にニューキノロン系抗菌薬で適応のある薬剤はTFLX細粒があるが、「小児急性中耳炎診療ガイドライン2013年版（日本耳科学会、他）」ではアモキシシリン（AMPC）が第一選択薬として推奨されており、TFLXは他剤無効の場合に使用するとされていることなどを伝え、医師からの指示でAMPCドライシロップに変更されました。

（処方１）
アモキシシリンドライシロップ10%　1回167mg（1日500mg）（力価）
1日3回　朝昼夕食後　10日分

【小児の適応外使用について】

「小児等への投与：低出生体重児、新生児、乳児、幼児又は小児に対する安全性は確立していない（使用経験がない）」という文書を添付文書でよく見かけると思います。

最近は小児も含めた治験の実施が増えてきましたが、小児適応のない薬剤は多くあります。厚生労働省では平成22年に「医療上の必要性の高い未承認薬・適応外薬検討会議」という会議を立ち上げ、小児領域や抗悪性腫瘍薬など7領域で安全性と有効性を担保し、どのようにすれば早期の承認や適応追加を取得できるかを審議しています。もちろんワーキンググループのメンバーの中には薬剤師も入っています。

この検討会議では開発企業の募集や公知申請が妥当かどうかを検討します。この委員会により各診療分野から申請された医薬品の承認取得や適応追加が加速しました。

【子ども達は手強いぞ】

子ども達は同じ年齢だから同じ能力をもっていると思っている薬剤師はいませんよね。例えば、3歳児の中には錠剤を飲める子もいれば全然ダメな子もいます。個人差があるのです。患児及び保護者から情報をもらい、この患児が何ができるかを把握し、剤形等を考える必要があります。これは薬剤師の重要な仕事です。

もう一つお願いがあります。薬の説明をできるだけ患児にもしてください。ある程度会話ができる年齢の子は、幼児でも理解する子がいます。ママが忘れてしまった薬を患児がママにおねだりすることもあるそうです。意外と子どもはしっかりしています。

謎解き

小児適応のない薬剤すべてを疑義照会することは難しいかもしれません。医師は適応外使用をする際には本人や保護者に説明し、同意を取り処方します。ただし、リョウくんの場合には医師が禁忌を見逃した可能性もあるので、きちんと疑義照会して他の薬剤に替えてもらいましょう。そのとき、小児の場合には剤形や味が重要になります。小児は年齢により服用できる剤形の範囲や味の好みが違います。アドヒアランスに影響することもあるので、薬剤師が本人や保護者に確認し、他に好ましい剤形や味がある場合には処方医に問合せを行い、処方変更を提案すると先輩薬剤師のようなスーパー薬剤師になれるかもしれません。将来ある子ども達を守る薬剤師になってください。最後に新米お母さん、お父さんの面倒も見てくださいね。皆さん不安で薬剤師のアドバイスを必要としています。

（小高　賢一）

case 29

授乳とくすり

一般名・医薬品分類

①ドンペリドン
（分類）消化管運動改善剤

②塩酸セルトラリン
（分類）選択的セロトニン再取り込み阻害薬（SSRI）

処方箋

患者氏名	石川　マサミ	性別	女性	年齢	25歳
医療機関	A内科医院				
処方	（処方１） ドンペリドン錠5mg　1回1錠（1日3錠）…① 1日3回　朝昼夕食前　5日分				

薬歴より

B病院からの処方箋
（処方１）
　塩酸セルトラリン錠50mg　1回1錠（1日1錠）…②
　　1日1回　朝食後　30日分

事件発生

石川さんは妊娠前より持病のパニック障害をコントロールするため、B医院からセルトラリンが処方されています。現在もセルトラリン服用中ですが、母乳中心の育児をしています。今日は吐き気に対してドンペリドンが処方されました。

謎

短期間の薬が追加になりましたが、授乳は中止すべきでしょうか。

また、ドンペリドンの母乳への移行はどの程度でしょうか？

解　説

疾患名

パニック障害、嘔吐症

キーワード

授乳婦、M/P比、RID

状況証拠と物的証拠

石川さんは初産でしたが、持病のパニック障害を薬でコントロールしながら、元気な男の子を出産したので、喜びもひとしおでした。妊娠中から母乳育児（**表1**）を希望しており、出産前に主治医からヒナさんにセルトラリンの授乳への影響について問合せがありました。セルトラリンは添付文書上では「授乳中の婦人には投与を避けることが望ましいが、やむを得ず投与する場合は授乳を避けさせること。［ヒト母乳中へ移行することが報告されている。］」とあり、授乳は避けるよう記載があります。参考資料となるMedications and Mothers' Milk（Thomas W. Hale, 2017）[1)]では「L2」（比較的安全）と判断されており、M/P比は0.89、RIDは0.4～2.2％と母乳への移行量が比較的少なく安全であると主治医に報告しました。データをもとに医師・薬剤師で協議し、母親の体調を観察しながら母乳育児を行うことになりました（**表2**）。

【母乳育児の主なメリット】

母乳育児は乳児のメリットとして成長・発達に好影響を与え、感染症や多くの急性・

表1　母乳移行の指標

M/P比（Milk/Plasma ratio　母乳中薬剤濃度/母体血中薬剤濃度比）
：1以下で安全といわれている。
RID（relative infant dose　相対的乳児薬剤摂取量）
＝乳児の摂取量（mg/kg/日）/母親の投与量（mg/kg/日）×100
：RIDが10%以下であれば授乳可と考えられている。
なお、乳児の摂取量は下記のように計算できる。
乳児の摂取量 ＝ 乳汁中濃度 × 哺乳量 ＝ 母親の平均血中濃度 × M/P比 × 哺乳量

表2　授乳中の治療に適さないと判断される薬

成分名	代表的な商品名	代表的な薬効分類
アミオダロン	アンカロン	抗不整脈薬
コカイン	コカイン	麻薬
ヨウ化ナトリウム（^{123}I）	ヨードカプセル-123	放射性ヨウ素
ヨウ化ナトリウム（^{131}I）	ヨウ化ナトリウムカプセル	放射性ヨウ素

〔文献2）より引用〕

慢性疾患のリスク減少などがあげられます。お母さんには子宮復古を早め、妊娠前への体重復帰も早くなるなど双方に利益があります。

【ドンペリドンの授乳への影響】

本日はドンペリドンが処方されました。ドンペリドンは添付文書上、妊婦への投与は禁忌となっています。ヒナさんは少し心配しながら添付文書を確認しました。「授乳中の婦人には大量投与を避けること。［動物実験（ラット）で乳汁中へ移行することが報告されている。］」と記載があり、石川さんは通常量の投与のため、安全かと思いましたが、他の資料も確認するとMedications and Mothers' Milk[1)]では「L1」（最も安全）、M/P比は0.25、RIDは0.01～0.04%と母乳への移行はいずれも安全といわれる数字でした。ドンペリドン服用中も安心して授乳が継続できそうです。

【添付文書上の記載】

添付文書上の記載だけを頼りに安易に授乳中止を指示する医師・薬剤師がいますが、正確な情報をもとに医師・薬剤師などが安易な授乳中止を指示することなく、母乳育児が継続できるよう検討することが重要です。2～3日の授乳中止でも搾乳など適切な処置を施さないと母乳が出なくなることもあります。赤ちゃんにとっては本当に不幸なことです（**表2**）。

謎解き

石川さんは吐き気があり、近医を受診しました。薬が出ましたが、授乳中であることを言わなかったため、医師からの指示がありませんでした。かかりつけ薬局では授乳中であることを把握していたため、石川さんに医師からの指示を確認してみると、前述のような理由で授乳中止のような指示がなかったことがわかりました。ヒナさんは参考資料や客観的数値を調べた結果とお母さんの意向をあわせて医師に報告し、ドンペリドン服用中も授乳を続けるよう指示が出ました。薬と授乳については医師より薬剤師の方が詳しい場合が多く、薬剤師の出番だと思います。ヒナさんのような丁寧な対応は新米お母さんにとっても赤ちゃんにとっても安心できるよい対応だと思います。この例では医師に正確な情報を伝達し双方協議の上、授乳継続ができたのでヒナさんも名薬剤師といえますね。

（小高　賢一）

■参考文献

1）Medications and Mothers' Milk (17thedition). Thomas W. Hale and Hilary E. Rowe, eds. TX, USA, Hale publishing, 2017.

2）ママのためのお薬情報．国立研究開発法人国立成育医療研究センター．http://www.ncchd.go.jp/kusuri/lactation/druglist.html（2019年12月閲覧）

case 30 妊婦への外用非ステロイド性抗炎症薬の投与

一般名・医薬品分類

①ケトプロフェン
（分類）非ステロイド性抗炎症薬

処方箋

患者氏名	鈴木　ハルカ	性別	女性	年齢	34 歳
医療機関	C 整形外科クリニック				
処方	（処方 1） ケトプロフェンテープ　20mg　28 枚 … ① 1日1回　1回1枚　腰に貼付				

事件発生

妊婦の鈴木さんは、ここのところ腰が痛い日が続いているため、C整形外科クリニックを受診し、湿布薬を処方してもらったとのことです。

新人薬剤師のヒナさんが、「すぐ調剤するのでお待ちください」と言って調剤を始めようとしたとき、先輩薬剤師から「ちょっと待って、疑義照会が必要だよ!!」と言われてしまいました。

謎

この処方内容で疑義照会が必要なのはなぜでしょうか？

解　説

疾患名

腰痛

キーワード

妊娠、胎児動脈管収縮、禁忌

状況証拠と物的証拠

患者さんは初来局で、患者アンケートを確認すると、妊娠中であることがわかりました。妊婦さんに薬物治療を行うときには、細心の注意が必要です。**表1**に、妊娠の時期と薬物の胎児への影響について示します。

今回のケトプロフェン製剤の妊娠中の使用については、坐剤及び注射剤は既に妊娠後期の女性への使用が禁忌とされていましたが、外皮用剤については禁忌とされていませんでした。しかし、2014年1月に出された医薬品・医療機器等安全性情報で、妊婦がケトプロフェンのテープ剤を使用して胎児動脈管収縮等が起きた症例を集積したこと等から、厚生労働省はケトプロフェンのテープ剤を含む外皮用剤についても妊娠後期の女性への使用を禁忌とするなどの使用上の改訂を指示しました（**表2**）。

表1　妊娠の時期と薬物の胎児への影響

妊娠初期	～13週6日	無影響期	0週0日～ 3週6日	薬剤の影響が残らない時期
		絶対過敏期	4週0日～ 7週6日	催奇形性という意味では胎児が最も薬物の影響をうけやすい時期
妊娠中期	14週0日～ 27週6日	相対過敏期・ 比較過敏期	8週0日～ 15週6日	胎児の重要な器官の形成は終わっているが、性器の分化や口蓋の閉鎖などの時期
妊娠後期	28週～	潜在過敏期	16週0日～	胎児毒性（発育の抑制、子宮内胎児死亡など）が起こりうる時期

表2　添付文書上に「他の非ステロイド性抗炎症薬の外皮用剤を妊娠後期の女性に使用し、胎児動脈管収縮が起きたとの報告がある」との記載がある医薬品例

一般名	主な商品名
インドメタシン（外皮用剤）	イドメシンコーワパップ70mg
ジクロフェナクナトリウム（外皮用剤）	ナボール® テープ15mg
ピロキシカム（外皮用剤）	バキソ® 軟膏0.5%
フルルビプロフェン（外皮用剤）	アドフィード® パップ40mg
ロキソプロフェンナトリウム水和物（外皮用剤）	ロキソニン® テープ50mg

謎解き

患者さんからの情報収集により患者さんが妊婦であることや、妊娠週数について確認することができます。妊娠中は、内服薬だけでなく外用剤でも使用に注意が必要であることを十分理解してください。またケトプロフェンだけでなく、他の非ステロイド性抗炎症薬や一般用医薬品の使用にも注意が必要です。妊婦さん自身への情報提供も重要となります。妊娠又はその可能性のある婦人の処方箋を調剤する際において、添付文書は唯一法的裏付けのあるものですが、その多くが「治療上の有益性が危険性を上回ると判断される場合にのみ投与すること」となっており、これだけでは情報として不十分です。医薬品ごとの危険度や妊娠時期による胎児への影響など、調剤の際に利用できる資料を収集、整理しておくことが大切です〔FDA（Food and Drug Administration）薬剤胎児危険度分類基準（2015年6月に廃止）、オーストラリア医薬品評価委員会作成のリスクカテゴリー、虎ノ門病院の基準など〕。

（川上　美好）

■参考文献

1）林昌洋他編．実践 妊娠と薬 第2版．じほう．東京2010: 3-11.
2）林昌洋他監．妊娠・授乳とくすりQ&A 一安全適正な薬物治療のために一 第2版．じほう．東京2013: 65-67.

case

31

血中カリウム量のチェック

一般名・医薬品分類

①塩化カリウム
（分類）補正用1モル塩化カリウム液

②塩化ナトリウム、塩化カリウム、L-乳酸ナトリウム、ブドウ糖
（分類）輸液用電解質（維持液）

注射処方箋

患者氏名	松本　リク	性別	男性	年齢	46歳
医療機関	D大学病院　ICU病棟				
処方	（処方1） 塩化カリウム注20mEqキット20mL　1キット…① ソリタ®-T3号輸液（500mL）　1瓶…② 点滴静注　250mL/hrで持続投与				

事件発生

注射薬の処方監査を行っていた新人薬剤師のヒナさん。これまでに内服薬の処方監査を行ったことはありましたが、注射処方箋の処方監査は初めてです。

学生時代に「塩化カリウムは投与量に注意」と覚えたのですが具体的な数値はよくわからなくなってしまい、先輩薬剤師に聞いてみることにしました。すると「この投与量は危険だから疑義照会が必要だよ」と教えてくれました。

謎

この処方内容で疑義照会が必要なのはなぜでしょうか？

解　説

疾患名

低カリウム血症

キーワード

低カリウム血症、電解質補正、塩化カリウム

状況証拠と物的証拠

塩化カリウムは、血中カリウムの電解質補正として使用されます。

【塩化カリウムに関する基礎知識】

塩化カリウム注20mEqキットは、1キット20mL中にK^+20mEq、Cl^-20mEqを含有している黄色鮮明の注射液です（**表1**）。

表1　塩化カリウム注20mEqキット（20mL）

【電解質量】

K^+	20mEq
Cl^-	20mEq

「効能又は効果」は「電解質補液の電解質補正」と書かれていますが、体内にカリウムが不足している状態、つまり低カリウム血症の状態で使用されます。

注意するポイントは、「用法及び用量に関連する使用上の注意」に記載されている次の3点です。

①カリウムイオン濃度として40mEq/L以下に必ず希釈し、十分に混和した後に投与すること

②ゆっくり静脈内に投与し、投与速度はカリウムイオンとして20mEq/hrを超えないこと

③カリウムイオンとしての投与量は1日100mEqを超えないこと

【カリウムについて調べてみよう】

それでは、上記の3点について今回の処方を確認してみましょう。

①濃度に関して、K^+として20mEq/20mLを500mLに溶解していますから、20mEq/520mL = 38.5mEq/Lですので、40mEq以下となっています

②投与速度に関して、処方はK^+として20mEq/520mLを2時間かけて投与することになりますので10mEq/hrです。20mEq/hrを超えていませんので問題ありません

③1日投与量に関して、今回の処方は持続投与となっていますので、このままではどんどん追加投与してしまう可能性があります。K^+20mEqを2時間かけて投与しますので、10時間後で100mEqとなってしまいます。どうやら疑義照会すべき項目はこの部分のようですね

謎解き

疑義照会をする前に先輩薬剤師に確認してみたところ、ソリタ®-T3号輸液に入っているカリウムを見逃していると言われました。

ソリタ®-T3号輸液の添付文書を見て電解質濃度を確認してみたところ、**表2**のように記載されていました。

K^+20mEq/Lですので、ソリタ®-T3号輸液500mLにはK^+10mEqが含まれています。

表2　ソリタ®-T3号輸液

【電解質濃度（mEq/L)】

Na^+	K^+	Cl^-	L-Lactate$^-$
35	20	35	20

したがって先ほど計算にこのK^+を加えなくてはなりません。

①濃度に関して、K^+は30mEq/520mLとなり、これは57.7mEq/Lに相当しますので、40mEq/L以下の原則を超えています

②投与速度に関しては、K^+として30mEq/520mLを250mL/hrで投与するので、14.42mEq/hrです。20mEq/hrを超えていませんので問題ありません

③1日投与量に関しては、先ほどよりももっと早く、6.9時間後には100mEqを超えてしまいます

つまり、①と③に関して疑義照会を行えばよいことになります。

そして、処方医へ疑義照会を行ったところ、以下の処方に変更となりました。

（処方1）
塩化カリウム注20mEqキット20mL　1キット
生理食塩液500mL　1瓶
点滴静注　250mL/hr投与（1日5キットを超えないこと）

この処方ならば

①濃度に関して、K^+として20mEq/520mL=38.5mEq/Lですので、40mEq以下となっています

②投与速度に関して、処方はK^+として10mEq/hrですので20mEq/hrを超えていません

③1日投与量に関して、1日5キットを超えないこととのコメントが入りましたので、最大でも100mEqとなりました

このように、輸液のカリウム量のチェックは、

①カリウムの量（輸液にもカリウムが含まれていないか）

②投与速度

③1日の投与量

を確認することが必要となります。

（若林　進）

case

32

乳がん治療薬で間質性肺疾患のブルーレター

一般名・医薬品分類

①アベマシクリブ
（分類）乳がん治療薬（分子標的薬）

処方箋

患者氏名	井上　ハナコ	性別	女	年齢	52歳
医療機関	K大学病院				
処方	（処方1） アベマシクリブ錠100mg　1回1錠（1日2錠）…① 1日2回　朝夕食後　30日分				

事件発生

乳がんが再発したハナコさん。以前切除術を行いましたが、今度は手術をせず内服薬での治療をすることになり、今日は2度目の投薬日です。

最初に来たときには咳などしていなかったのに空咳をしているようです。喘息の既往も喫煙歴もないことを確認しました。

薬剤師のヒナさんは副作用を直感しました。それも特別な副作用で、たしか安全性情報が出ていたような気がします。さて、どうしたらよいでしょうか？

謎

アベマシクリブ（ベージニオ®）はどんな薬でしょうか？

また、特に注意すべき安全性情報にはどういったものがあるでしょうか？

解　説

疾患名

再発乳がん

キーワード

ブルーレター、間質性肺疾患、イエローレター

状況証拠と物的証拠

アベマシクリブ（ベージニオ®）は細胞周期の制御を不能にするサイクリン依存性キナーゼを阻害することによってがん細胞の増殖を抑制する新しい作用機序の分子標的薬です。ホルモン受容体の耐性化などにより、ゴセレリンやリュープロレリンが効かない乳がんの症例に使用されます。適応は「ホルモン受容体陽性かつHER2陰性の手術不能又は再発乳がん」。2019年5月に「重篤な間質性肺疾患」についてブルーレター（安全性速報）が出されました。

ブルーレター（安全性速報）やイエローレター（緊急安全性情報）は厚生労働省が医薬品に関する有害事象の情報を得て重大と判断したときに、企業に指示して各医療機関に配布し注意喚起を促すためのものです。2019年8月の時点では2019年5月のア

ベマシクリブ（ベージニオ®）錠のブルーレターと2007年3月のオセルタミビルリン酸塩カプセル（タミフル®）のイエローレター（2019年、他のインフルエンザ治療薬と同様に注意事項に緩和）がそれぞれ最新ですが、次にいつ出るかは分かりません。これらが出された場合、病院では薬剤師が医師に文書で通知することが義務づけられています。

医薬品を使用中の患者で重大な有害事象が確認された場合、因果関係が確認されなくても注意喚起は行われます。因果関係を調べているうちに被害者が増えることを防ぐためです。

最近のイエローレター、ブルーレターを**表**に示します。

イエローレターやブルーレターのもとになる有害事象発生事例は、大部分が製薬企業から報告されているのが現状です。これは、企業に対しては有害事象の情報収集と調査報告について厳しい行政指導があるからです。医療機関にも報告義務はあるのですが、医師の手間がかかり有害事象なのか病態の変化なのかの区別がつきにくいために報告が少ないのです。もちろん、コメディカルにも有害事象の報告義務があり、医療現場からの副作用報告に薬剤師の関与を期待する声が高まっています。

表　イエローレター、ブルーレターの発出日と内容

イエローレター	発出年月日
タミフル®（オセルタミビル）服用後の異常行動について	2007.3.20
ブルーレター	
ランマーク®（デノスマブ）皮下注120mgによる重篤な低カルシウム血症について	2012.9.11
ケアラム®25mg/コルベット®錠25mg（イグラチモド）とワルファリンとの相互作用が疑われる重篤な出血について	2013.5.17
月経困難症治療剤ヤーズ®（ドロスピレノン・エチニルエストラジオール）配合錠による血栓症について	2014.1.17
ゼプリオン®（パリペリドン）水懸筋注25mg、50mg、75mg、100mg、150mgシリンジの使用中の死亡症例について	2014.4.17
ソブリアード®（シメプレビル）カプセル100mgによる高ビリルビン血症について	2014.10.24
ラミクタール®（ラモトリギン）錠小児用2mg、5mg、ラミクタール錠®25mg、100mgによる重篤な皮膚障害について	2015.2.4
ベージニオ®（アベマシクリブ）錠50mg、100mg、150mgによる重篤な間質性肺疾患について	2019.5.17

謎解き

明らかに分子標的薬の副作用、間質性肺疾患の兆候です。患者さんにはただちに主治医への受診を勧めるべきです。ただ、処方制限の厳しいこの薬を処方されたハナコさんは相当重症な乳がんで、手術や他の薬剤では治療できない症例と思われます。

ヒナさんはまず、主治医に連絡してベージニオ®のブルーレターについて、認識があるかを確認するのが先決です。

他に治療法がなく「それでも継続する」可能性もあります。分子標的薬の間質性肺疾患は最初に開発されたゲフィチニブ（イレッサ®）で多くの間質性肺炎死亡例が出て以来有名であり、空咳が出た時点で投与を中止するべきです。それでも継続するには相当な覚悟が必要ですが、ブルーレターで間質性肺疾患が指摘されているのを承知で継続するとしたら副作用の見逃しでは済みません。事故が起きた場合の法律的責任についても十分配慮する必要があります。

継続するなら状況を患者と家族に十分説明して承諾を得た記録を残す必要があることも伝えましょう。

添付文書やプロトコールに従うことで医薬品の安全性を保つことは極めて重要です。でも、これからの薬剤師には現れた有害事象について副作用の可能性を考えるなど、未知の副作用発見への貢献も期待されています。

（奥山　清）

case

33

鼻炎薬とドーピング

一般名・医薬品分類

①**塩酸プソイドエフェドリン**
（分類）アドレナリン作動薬

②***d*-クロルフェニラミンマレイン酸塩**
（分類）抗ヒスタミン薬

③**トラネキサム酸**
（分類）抗プラスミン薬

④**ベラドンナ総アルカロイド**
（分類）抗コリン薬

⑤**無水カフェイン**
（分類）カフェイン系製剤

処方箋

患者氏名	建橋　アスカ	性別	男性	年齢	18歳
一般用 医薬品	ベンザ® 鼻炎薬α <1日2回タイプ>　24錠　1箱 … ①〜⑤				

事件発生

アスカさんが鼻水・鼻づまりの症状で母親と来局しました。カウンターで新人薬剤師のヒナさんが対応し、既往歴・副作用歴・併用薬等、問題がないことを確認したのち、ベンザ®鼻炎薬α <1日2回タイプ>を提案しました。説明が終わり、会計時に母親が「この子が陸上で国体に出ることになったのよ」と話しました。世間話で盛り上がっているのを聞いていた先輩薬剤師が「ちょっと待って！」と声をかけました。

謎

母親の話から、ヒナさんも「凄いですね！ 頑張って！」と世間話で盛り上がっていたのでしょう。コミュニケーションの一環としても非常に和やかな雰囲気が想像できます。では、なぜ先輩薬剤師は「ちょっと待って！」と声をかけたのでしょうか？

解　説

疾患名

アレルギー性鼻炎

キーワード

アンチ・ドーピング、うっかりドーピング、スポーツファーマシスト

状況証拠と物的証拠

【今回のポイント】

ヒナさんの対応は特に問題がなかったように思えましたが、最後に交わした母親との会話から事件が発生しました。国体に出場することから、薬剤師として何を考えるかがポイントとなります。当然、薬剤師としては万全な体調で十分なパフォーマンスを発揮できるように服薬支援をしてあげたいと思うはずです。しかし、ここで見落としがちなのが「ドーピング」です。関係ないと思いがちな市販薬・健康食品・サプリメント等による「うっかりドーピング」により違反・失格となってしまっては、日々努力を重ねてきたアスリートにとって非常に残念な結末となってしまいます。

表1　World Anti-Doping Agency : WADA禁止表（2019年）

常に禁止される物質と方法（競技会（時）および競技会外）	競技会（時）に禁止される物質と方法
［禁止物質］ S0. 無承認物質 S1. 蛋白同化薬 S2. ペプチドホルモン、成長因子、関連物質および模倣物質 S3. ベータ2作用薬 S4. ホルモン調整薬および代謝調整薬 S5. 利尿薬および隠蔽薬 ［禁止方法］ M1. 血液および血液成分の操作 M2. 化学的および物理的操作 M3. 遺伝子および細胞ドーピング	［禁止物質］ S6. 興奮薬　a. 特定物質でない興奮薬 　　　　　　b. 特定物質である興奮薬 S7. 麻薬 S8. カンナビノイド S9. 糖質コルチコイド

特定競技において禁止される物質
P1. ベータ2遮断薬

S1、S2、S4.4、S4.5、S6.a、M1、M2、M3以外は「特定物質」

〔文献2）p.4の表を引用〕

【禁止物質を見定める】

ベンザ®鼻炎薬α <1日2回タイプ>は配合剤ですので、それぞれの成分について考える必要があります（**表1**）。

プソイドエフェドリン：競技会（時）において、尿中濃度150 μg/mLを超える場合に禁止されます。（WADA禁止表　S6. 興奮薬、b. 特定物質）

d-クロルフェニラミンマレイン酸塩：使用可能。

トラネキサム酸：使用可能。

ベラドンナ総アルカロイド：使用可能。

カフェイン：禁止物質でしたが、2004年1月1日よりモニタリング物質に変更となりました。使用可能ですが、検査結果は従来通り報告されます。

謎解き

カウンター業務においても多様な患者背景があることを想定して、しっかりコミュニケーションをとり、得られる情報から様々な視点で薬学的判断を行うことが大切です。

今回のケースでは販売しようとした鼻炎用内服薬の中に、スポーツ競技時に禁止される場合があるプソイドエフェドリンが含まれていました。スポーツ競技者にOTC医薬品を販売する際には、薬の効果・安全性を考慮したうえでさらにドーピングにならない適切な薬の選択をできるかが焦点となります。禁止物質をしっかり熟知しておくことも大事ですが、まずはドーピングにならない使用可能薬を把握しておくとよいでしょう。アレルギー性鼻炎に用いるOTC医薬品の中でも、フェキソフェナジン（アレグラ®FX）やロラタジン（クラリチン®EX）はインペアード・パフォーマンスを起こしにくい薬で、アスリートや運転・危険な作業に従事する方にも勧めやすい薬です（**表2**）。

表2　インペアード・パフォーマンスとは？

抗ヒスタミン薬の代表的な副作用の１つとして眠気があるが、最近では眠気を抑えた薬も多く見られるようになった。 眠気として自覚していなくても、気づかないうちに集中力や判断力、作業能率等が低下していることがある。これが「インペアード・パフォーマンス（損なわれた能力）」であり、「気づきにくい能力ダウン」ともよばれている。

禁止物質を含むものは意外にたくさんあります。比較的安全と思いがちな漢方薬も基本的には使用できませんので、アレルギー性鼻炎で使われる「小青竜湯」にも注意が必要です。また、近年では「のど飴」にも禁止薬物であるヒゲナミンが含まれているものがあり、話題となりました。

国内ではアンチ・ドーピング活動のマネジメントを行う機関として、2001年に日本アンチ・ドーピング機構（JADA : Japan Anti-Doping Agency）が設立され、2009年には公認スポーツファーマシスト制度が発足しました。

薬局内にスポーツファーマシストがいない場合でも、知り合いのスポーツファーマシストに聞く、各都道府県に設置してある「薬剤師会アンチ・ドーピングホットライン（原則として所定の用紙によるFAXでの受付）」を利用することも可能です。

2020年には東京オリンピック・パラリンピックが開催されます。アンチ・ドーピング活動の一環として、薬剤師の活躍が期待されます。

（山本　晃之）

■参考文献

1）米山博史．OTC医薬品販売のエッセンス．第2版．じほう．2017: 238-242.
2）日本薬剤師会アンチ・ドーピング委員会，日本スポーツ協会スポーツ医・科学専門委員会アンチ・ドーピング部会．薬剤師のためのアンチ・ドーピングガイドブック．2019年版．日本薬剤師会編．2019.
3）global DRO. http://www.globaldro.com/jp/search（2019年9月閲覧）
4）公益財団法人日本アンチ・ドーピング機構（JADA）ホームページ．http://www.playtruejapan.org/（2019年9月閲覧）

case

34

抗アレルギー薬
相互作用の盲点

一般名・医薬品分類

①フェキソフェナジン塩酸塩
（分類）抗アレルギー薬
（ヒスタミンH_1受容体遮断薬）

処方箋

患者氏名	古園　チエミ	性別	女性	年齢	35歳
一般用 医薬品	アレグラ®FX　28錠　1箱				

事件発生

キャリアウーマンのチエミさん。仕事が忙しく、病院を受診できないため花粉症の薬を求めて来局しました。新人薬剤師のヒナさんがアレグラ®FXを販売した際、チエミさんから「水がない時は、ジュースで飲んでも大丈夫？」と質問されました。添付文書で問題ないと確認したヒナさんは「ジュースでも大丈夫ですよ。」と答えました。それを聞いていた先輩薬剤師が「待った」をかけました。

謎

チエミさんの質問に答えるために添付文書を確認したヒナさんは、問題ないと判断し「ジュースでも大丈夫ですよ。」と答えました。では、なぜ先輩薬剤師は「待った」をかけたのでしょうか？

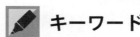

解　説

疾患名

アレルギー性鼻炎

キーワード

相互作用、添付文書、論文

状況証拠と物的証拠

【状況証拠】

フェキソフェナジンの添付文書には、水酸化マグネシウム・水酸化アルミニウムを含有する制酸薬やエリスロマイシンによる相互作用などが記載されています。それを確認したヒナさんは、ジュースは問題ないと判断しました。しかし、ジュースで服用して本当に影響がないのでしょうか？

【情報源を考える】

ここで、薬剤師としての情報収集能力が試されます。情報源として、まずは添付文書が頭に浮かぶかもしれません。それから、インタビューフォームや書籍、PMDA（独立行政法人 医薬品医療機器総合機構）などでしょうか。さらにもう一歩踏み込んだところに「論文」があります。

【論文を読んでみる】

フェキソフェナジンをフルーツジュース（グレープフルーツ、オレンジ、リンゴ）で服用した場合の影響を研究した論文がいくつかあります。それによると、「フェキソフェナジンをこれらのフルーツジュースで摂取すると吸収が低下する可能性があるため、同時摂取は避けることが望ましい。」と考えられています。

【相互作用のメカニズムを確認】

フェキソフェナジンは、P-糖タンパクと有機アニオントランスポーター（OATP：organic anion transporting polypeptide）の両方の基質ですので、各々の相互作用について確認してみましょう。

P-糖タンパク：フェキソフェナジンはCYP3A4で代謝を受けて、P-糖タンパクでも輸送されます。これらのフルーツジュースはその両方を阻害しますので、吸収された薬物の消化管への排出が阻害されるため、血中濃度が上がると考えられます。

OATP：薬物の受動輸送を行う取り込み型のトランスポーターです。これらのフルーツジュースにより小腸のOATPが阻害されるため、フェキソフェナジンの取り込みが減少して血中濃度が下がると考えられます。

相反する作用を示していますが、研究結果によると、P-糖タンパクに対する阻害効果と比較してOATPに対する阻害効果の方が強いためフェキソフェナジンの血中濃度が低下すると考えられています。

【論文の内容を理解する】

関連する他の論文も詳しく読んでみると、

- 各種ジュース300mLとフェキソフェナジンを同時摂取した30分後、1時間後、1時間半後、2時間後、2時間半後、3時間後にも150mL（合計1.2L）が飲用された場合、AUC（血中濃度－時間曲線下面積）と C_{max}（最高血中濃度）が水で服用した場合と比較して、それぞれ30%と40%に大きく低下しています。
- 同様に、25%濃度のグレープフルーツジュースでも、AUCと C_{max} は80%に低下しています。
- 3時間に合計1.2Lものジュースを飲用するのは現実的とはいえません。グレープフルーツジュース300mLを1回飲用した場合の結果も示しておくと、AUCと C_{max} が水で服用した場合と比較して、それぞれ53%と58%に低下しています。

謎解き

ヒナさんは、添付文書だけの情報から判断し回答しました。もちろんそれも大事なことですが、書籍や論文等から最新の情報を常に収集することも重要です。

今回のケースでは、仕事が忙しくて病院を受診することができなかった患者さんの職業背景を考慮して、ツライ花粉症の症状を少しでも緩和するために、忘れずに薬を飲んで頂く手段の1つとして考えた回答だったと思います。しかし、論文からの情報を把握していれば、論理的根拠をもとに「アレグラ®FXの有効成分については、グレープフルーツジュース、オレンジジュース、リンゴジュースで飲んだ場合、効果が弱まるとの研究報告があります。せっかくお薬を飲んでも十分な効果が出なければ、ツライ花粉症の症状を和らげることができません。このようなことから、このお薬は水で飲んで頂くのが一番安心かと思います。」等と説明することができます。そうすれば、患者さんの信頼感も増すのではないでしょうか。

その他にも、スポーツ飲料水や、水であっても硬度の高いもの（ミネラルウォーター）はカルシウムやマグネシウムなどのミネラル分が多く、薬によっては吸収が悪くなることがあります。このようなことからも、やはり薬は「水道水か白湯で飲む」ことが基本となります。

また、フェキソフェナジンは、代表的な相互作用の1つとして水酸化マグネシウムと水酸化アルミニウムとの相互作用があります。これらの成分は一般用医薬品の胃腸薬（制酸薬）に多く配合されていますので注意が必要です。併用薬は医師から処方されている医薬品だけではなく、一般用医薬品についても同様に確認して相互作用等を考えることが重要です。また、販売する一般用医薬品については、患者さんから得られる情報を把握して、その特性から今後の併用が予測される医薬品や健康食品、サプリメント等との相互作用も考えた上で、注意点として伝えることも重要です。

（山本　晃之）

■参考文献

1） 澤田康文, 大谷壽一. 薬の小腸吸収低下から薬理効果がダウン a）薬と果物ジュース. 医薬ジャーナル. Vol. 39, No.2, 2003: 861-869

2） 設楽悦久. フルーツジュースによる消化管吸収過程での相互作用. ファルマシア. Vol. 41, No.12, 2005: 1179-1180

case

35

かぜ薬販売での注意点

一般名・医薬品分類

①アムロジピンベシル酸塩
（分類）高血圧治療薬（Ca^{2+}チャネル遮断薬）

②アスピリン・ダイアルミネート
（分類）抗血小板薬

③アラセプリル
（分類）高血圧治療薬（ACE阻害薬）

処方箋

患者氏名	井上　ヨウ	性別	男性	年齢	65歳
一般用医薬品	新ルル®Aゴールド DX　30錠　1箱				

薬歴より

（処方1）
アムロジピンベシル酸塩錠5mg　1回1錠（1日1錠）…①
1日1回　朝食後　28日分
（処方2）
バファリン配合錠A81　1回1錠（1日1錠）…②
1日1回　朝食後　28日分
（処方3）
アラセプリル錠25mg　1回1錠（1日2錠）…③
1日2回　朝夕食後　28日分

表1　新ルル®Aゴールド DXの成分・分量

本剤は、9錠中に次の成分を含有しています。

成分	分量	はたらき
クレマスチンフマル酸塩	1.34mg	かぜのアレルギー症状（鼻水、くしゃみ等）を持続的におさえます
ベラドンナ総アルカロイド	0.3mg	鼻水をおさえます
ブロムヘキシン塩酸塩	12mg	咳の原因の1つである痰を出しやすくします
トラネキサム酸	420mg	炎症のもと【プラスミン】をおさえ、のどのはれや痛みをしずめます
アセトアミノフェン	900mg	熱を下げ、頭痛、関節の痛みをやわらげます
dl-メチルエフェドリン塩酸塩	60mg	気管支をひろげ、咳をしずめます
ジヒドロコデインリン酸塩	24mg	咳の中枢にはたらき、咳をしずめます
無水カフェイン	60mg	頭痛をやわらげます
ベンフォチアミン（ビタミンB_1誘導体）	24mg	かぜによって消耗した体力の回復を促します

事件発生

いつも薬局を利用してくれている井上さんが来局。「風邪で咳がひどいんだ。市販薬で何かいい薬はあるかな？」。新人薬剤師ヒナさんが薬歴を確認したところ、服用薬は処方の3剤のみでした。前立腺肥大も緑内障もなく、アレルギーの有無も再確認しました。鎮咳薬として医療用医薬品としてもなじみがある*dl*-メチルエフェドリン塩酸塩含有の新ルル®Aゴールド DXを販売しようとしました。そのとき、先輩薬剤師から「ちょっと待って！」と声をかけられました。

謎

井上さんに新ルル®Aゴールド DXを販売しない方がよいのはなぜでしょうか？

解　説

疾患名

高血圧症、小脳梗塞

キーワード

一般用医薬品、感冒薬、高血圧

状況証拠と物的証拠

新ルル®AゴールドDXの添付文書によると、dl-メチルエフェドリン塩酸塩などの交感神経刺激作用のある薬品には、アドレナリンβ_1刺激作用により心悸亢進や血圧上昇が起こり、高血圧、心臓病、甲状腺機能亢進症などの症状を悪化させたり、肝臓のグリコーゲンを分解して血糖値を上昇させる作用により糖尿病を悪化させる危険性があります。

この患者さんは、高血圧症でその治療のためにアムロジピンベシル酸塩とアラセプリルを服用中です。dl-メチルエフェドリン塩酸塩を含む薬剤を販売することは控えるべきでしょう。

新ルル®AゴールドDXの添付文書を見ますと、高血圧の患者さんに禁忌とはなっていませんが、服用する前に医師、薬剤師、登録販売者に相談することとの記載があります。他に代用する治療法や薬剤がなければ服用を検討する必要があるかもしれませんが、今回のようなケースでは、積極的に奨める商品ではありません。

またこの事例で、患者さんは低用量アスピリン製剤を服用しています。低用量アスピリン製剤の血小板抑制作用がイブプロフェンとの併用で減弱するため、イブプロフェン含有感冒薬も選択すべきではありません。

他にも一般用医薬品の感冒薬で注意しなければならない成分としては、

・アセトアミノフェン→肝機能障害
・非ステロイド性抗炎症薬（NSAIDs）→アスピリン喘息、ワルファリンの作用増強
・リゾチーム塩酸塩→卵白アレルギー
・カンゾウ→偽アルドステロン症（むくみ・血圧上昇・低カリウム血症）

等があります。

謎解き

一般用医薬品の感冒薬を販売するときに特に注意しなければならないのは、抗コリン作用をもつ抗ヒスタミン剤が入っている薬を、前立腺肥大症や緑内障の患者さんに販売しないようにすることであり、一般用医薬品販売のイロハのイです。

しかし、注意しなければならないのは、それだけではありません（**表2**）。一般用医薬品だから安全性が高いと気軽に考えるのは危険です。一般用医薬品の選択こそ、薬剤師がその職能をかけて患者さんの命を預かる業務であることを認識しましょう。

表2　一般用医薬品の「してはいけないこと」の例

してはいけないこと	一般用医薬品の成分の例
てんかん又はけいれん発作を起こしたことがある人は使用しない	ケトチフェンフマル酸塩を含有する内服薬
喘息を起こしたことがある人は使用しない	インドメタシン、ケトプロフェン、ピロキシカム、フェルビナク、ジクロフェナクナトリウムを含有する外用薬
乗り物又は機械類の運転操作をしない	抗ヒスタミン薬、スコポラミン、ブロムワレリル尿素、アリルイソプロピルアセチル尿素を含有する内服薬
服用時は飲酒しない	総合感冒薬、解熱鎮痛薬、ビスマス製剤、ブロムワレリル尿素を含有する内服薬
授乳中の人は服用しない	ニコチン、ジフェンヒドラミンサリチル酸塩、ロートエキス、テオフィリン、ジメンヒドリナート、センノシド、センナ、ダイオウを含有する内服薬。ジフェンヒドラミン塩酸塩を含有する内服薬・坐薬
長期連用しない	グリチルリチン酸40mg/日以上、又はカンゾウとして1g/日以上配合されている内服薬。副腎皮質ステロイドをコルチゾン換算で1g又は1mL中に0.025mg以上含有する経皮外用薬・坐薬。アルミニウム塩を含有する胃腸薬
	コデイン塩酸塩、ジヒドロコデイン塩酸塩を含む鎮咳去痰薬、総合感冒薬は依存、乱用に注意
15歳未満の小児は服用しない	アスピリン、アスピリンアルミニウム、サザピリンを含有する内服薬

〔文献1）p.35の表を一部改変して引用〕

【抗コリン薬と緑内障禁忌】

医療用医薬品においては2019年6月の添付文書改訂指示により、抗コリン薬について、禁忌の対象が「緑内障」から「閉塞隅角緑内障」に限定されました。抗ヒスタミン薬等の抗コリン作用を持つ薬物も同様です。一方、開放隅角緑内障の患者においては抗コリン作用により眼圧が上昇し、症状を悪化させることがあるため「慎重投与」との記載が新設されました。ですから、OTC医薬品販売においては、従来通り緑内障の方への販売を避けることが望ましいと考えられます。

（花島　邦彦）

■参考文献
1）薬の選び方を学び実践するOTC薬入門．上村直樹，鹿村恵明監．改訂第4版，東京，薬ゼミ情報教育センター，2016.
2）OTC薬ガイドブック．第3版．堀美智子，福生吉裕監．東京．じほう，2013.

case

36

ワルファリンカリウム切り替え時の注意

一般名・医薬品分類

①アピキサバン
（分類）血液凝固阻止剤

処方箋

患者氏名	山本　レン	性別	男性	年齢	65 歳
医療機関	F 病院　内科				
処方	（処方 1） アピキサバン錠5mg　1回1錠（1日2錠） 1日2回　朝夕食後　14日分				
備考	体重：65kg　血清クレアチニン：1.2mg/dL PT-INR：3.0				

事件発生

山本さんは本日の朝食後までワルファリンカリウム錠2.5mg/日を服用していました。しかし、山本さんは「やっぱり納豆が食べたい」と主治医に訴え、薬剤の変更を希望しました。山本さんは喜んでいて、新人薬剤師のヒナさんが「これからは納豆が食べられますね。本日のお薬は明日から服用して下さい」と説明をしました。しかし、先輩薬剤師が処方箋を確認し、疑義照会が必要だと判断しました。

謎

何故、先輩薬剤師は疑義照会を行う必要があると判断したのでしょうか？

解　説

疾患名

非弁膜症性心房細動の
全身性塞栓症の発症抑制

キーワード

PT-INR、非弁膜症性心房細動、DOAC

状況証拠と物的証拠

【DOACとは】

DOACは直接経口抗凝固薬（DOAC：direct oral anticoagulants）の略称で当初は新規経口抗凝固薬（NOAC：novel oral anticoagulants）とよばれていましたが、国際血栓止血学会より名称の変更が提唱されました。DOACはトロンビンやXa因子を選択的に阻害することで、抗凝固作用を示すため、納豆などの食事による影響がありません。服用後には速やかに効果が発現し、頭蓋内出血が少ないといった利点があります。現在、国内では4種類のDOACが発売されていますが、過少投与や過量投与の判断がつきにくく、コスト面や服薬アドヒアランス、併用薬などを含めた患者の特徴を踏まえた上で、薬剤を選択することが重要です（**表1**）。

表1　各DOACの適応・用法用量の比較

製品名		プラザキサ	イグザレルト	エリキュース	リクシアナ
一般名		ダビガトラン	リバーロキサバン	アピキサバン	エドキサバン
通常1回用量（日本承認用量）	効能効果				
	㋐非弁膜症性心房細動患者における虚血性脳卒中及び全身性塞栓症の発症抑制	150mg 1日2回	15mg 1日1回	5mg 1日2回	60mg （体重60kg未満：30mg） 1日1回
	㋑静脈血栓塞栓症（深部静脈血栓症及び肺血栓塞栓症）の治療及び再発抑制	―	3週間15mg 1日2回 以降15mg 1日1回	7日間10mg 1日2回 以降5mg 1日2回	60mg （体重60kg未満：30mg） 1日1回
	㋒下肢整形外科手術施行患者における静脈血栓塞栓症の発症抑制	―	―	―	30mg 1日1回 （60mgは適応なし）
通常用量の投与が可能な腎機能		CLcr＞50mL/min	CLcr≧50mL/min	s-Cr＜1.5mg/dL	CLcr＞50mL/min
禁忌（CLcr）		＜30mL/min	㋐＜15mL/min ㋑＜30mL/min	㋐＜15mL/min ㋑＜30mL/min	㋐㋑＜15mL/min ㋒＜30mL/min
腎機能低下時1回用量（日本承認用量）		110mg	10mg	㋐2.5mg	㋐㋑30mg ㋒15mg
標的因子		トロンビン	第Ⅹa因子	第Ⅹa因子	第Ⅹa因子

〔文献1）を参考に作成〕

【ビタミンK拮抗薬からの切り替えの注意点】

現在、DOACはビタミンK拮抗薬よりも食事の影響が少なく、細かな用量調節が不要であり、薬物相互作用の報告も少ないため、臨床現場では積極的に広く使われています。しかし、ビタミンK拮抗薬からDOACに切り替える際、いくつかの注意しなければならないことがあります（**図1**）。

謎解き

ビタミンK拮抗剤からアピキサバン錠に切り替える際は、ビタミンK拮抗剤の投与を中止し、PT-INRが非弁膜性心房細動の場合は2.0未満、静脈血栓塞栓症患者の場合は、治療域の下限未満となってからアピキサバン錠の投与を開始します。今回の症例は非弁膜性心房細動のため、治療開始はPT-INRが2.0未満となります。また、アピキサバン錠を服用する前には用法用量を決定するための確認すべき事項がありますが、アピキサバン錠は年齢、体重、腎機能に応じて、1回2.5mg1日2回投与への減量が必要ですが、今回

図1　抗凝固剤を切り替えるときの注意（ビタミンK拮抗剤（ワルファリン）⇄ エリキュース）

【ビタミンK拮抗剤（ワルファリン）➡ 本剤】

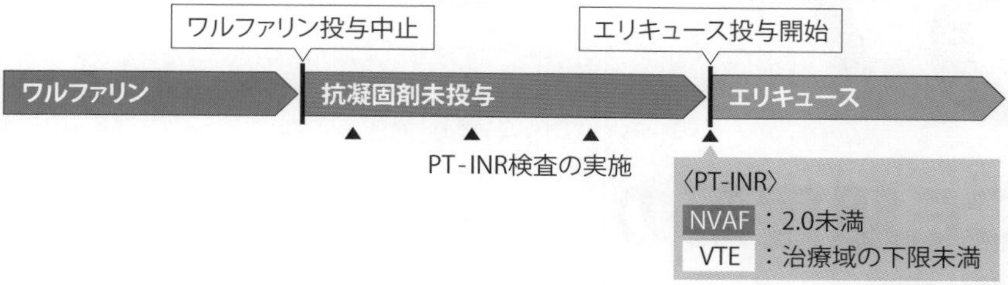

ビタミンK拮抗剤（ワルファリン）から本剤へ切り替える際には、ビタミンK拮抗剤の投与を中止し、PT-INR が非弁膜症性心房細動患者では 2.0 未満、静脈血栓塞栓症患者では治療域の下限未満となってから本剤の投与を開始してください。

【本剤 ➡ ビタミンK拮抗剤（ワルファリン）】

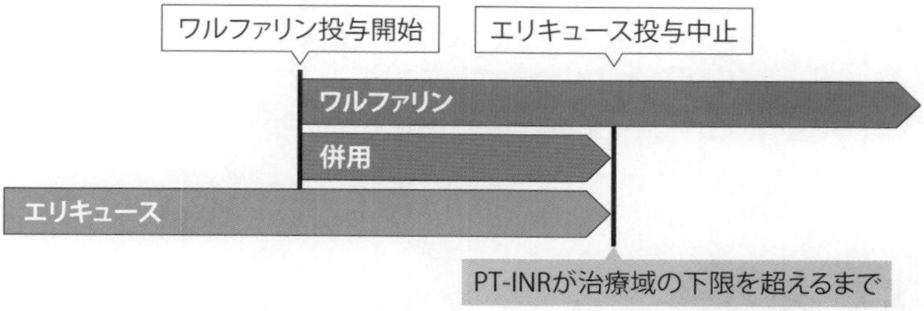

本剤からビタミンK拮抗剤（ワルファリン）に切り替える際には、PT-INR が治療域の下限を超えるまでは、本剤とワルファリンを併用してください。

〔文献 2）より転載〕

の症例では減量基準（①80歳以上、②体重60Kg以下、③血清クレアチニン1.5mg/dL以上、①〜③の2項目以上該当）に該当しないため、本剤の投与量には問題がないと考えられます。そこで、ワルファリンカリウムの投与中止期間とアピキサバン錠の服用開始日についての疑義照会を行うことになります。理想としてはワルファリンカリウムの服用を中止し、PT-INRが2.0未満になったことを検査後に確認してからアピキサバン錠の服用を開始します。検査の実施が困難な場合は、ワルファリンカリウムの半減期（約40時間）からPT-INRの低下を予測し、アピキサバン錠の服用開始日を設定する場合もあります。しかしながら、PT-INRは低下速度が一定ではなく、山本さんのように腎機能が低下していると推察されるような場合、患者の腎機能により、予測していた値にはならないことに注意をする必要があります。

（大森　嵩）

■参考文献

1）日医大医会誌 2018; 14（3）「直接経口抗凝固薬（DOAC）の特徴と使い分け」
https://www.nms.ac.jp/sh/jmanms/pdf/014030113.pdf（2019年11月閲覧）

2）ブリストル・マイヤーズ スクイブ株式会社「エリキュース.jp」

case

37

ACE阻害薬の副作用

一般名・医薬品分類

①アムロジピン
（分類）血圧降下剤

②エナラプリルマレイン酸塩
（分類）血圧降下剤

③テネリグリプチン臭化水素酸塩水和物
（分類）糖尿病治療薬

処方箋

患者氏名	佐藤　ヨウコ	性別	女性	年齢	45歳
医療機関	K病院　内科				
処方	（処方1） アムロジピン口腔内崩壊錠5mg　1回1錠（1日1錠）…① 1日1回　朝食後　14日分 （処方2） エナラプリルマレイン酸塩錠5mg　1回1錠（1日1錠）…② 1日1回　朝食後　14日分 （処方3） テネリグリプチン臭化水素酸塩水和物錠20mg　1回1錠（1日1錠）…③ 1日1回　朝食後　14日分				

事件発生

佐藤さんは4年前より高血圧のためアムロジピン口腔内崩壊錠5mgを継続服用していましたが、2型糖尿病の診断と、血圧が高めのため、1週間前にテネリグリプチン臭化水素酸塩水和物錠20mgとエナラプリルマレイン酸塩錠5mgが追加されました。本日、夜間に痰のからまない咳が止まらなかったとのことで薬局に来店し、新人薬剤師のヒナさんは併用薬や喫煙歴がないことなどを確認し、OTCを販売することを検討していました。その時、先輩薬剤師からK病院に電話をするようにと指示がありました。

謎

先輩薬剤師がK病院に電話をするように指示したのは何故でしょうか？

解　説

疾患名

本態性高血圧、2型糖尿病

キーワード

副作用、空咳、ACE阻害薬

状況証拠と物的証拠

【降圧薬選択の基本】

降圧治療の最終目的は、脳心血管病発症の予防です。この予防効果は降圧薬の種類によらず、降圧度の大きさに比例することが大規模臨床試験のメタ解析から示されています。個々の高血圧患者に対しては、もっとも降圧効果が高く、合併する種々の病態に適した降圧薬を選択することが重要です。

【2型糖尿病と高血圧の合併症】

2型糖尿病患者における高血圧の合併率は、非糖尿病患者に比べ約2倍高く、高血圧患者における2型糖尿病の合併率は2～3倍高いとされています。両者間の成因上の関連も指摘され、2型糖尿病と高血圧は、肥満やインスリン抵抗性状態を共通の背

表1　主要降圧薬の積極的適応

	Ca拮抗薬	ARB/ACE阻害薬	サイアザイド系利尿薬	β遮断薬
左室肥大	●	●		
LVEFの低下した心不全		●*1	●	●*1
頻脈	● （非ジヒドロピリジン系）			●
狭心症	●			●*2
心筋梗塞後		●		●
タンパク尿/微量アルブミン尿を有するCKD		●		

＊1 少量から開始し、注意深く漸増する　＊2 冠攣縮には注意　〔文献1）p.77より転載〕

景因子とする場合があり、メタボリックシンドロームを構成する主要因子となります。また、両者の合併は脳血管障害や冠動脈疾患の発症率が大きく増加することが知られていますので、適正な血糖管理と共に、血圧の厳格な管理が重要となります。

【2型糖尿病合併高血圧患者の降圧治療におけるACE阻害薬の位置づけ】

高血圧治療ガイドライン2019のCQ（クリニカルクエスチョン）12では、2糖尿病合併高血圧の降圧薬の選択について、微量アルブミン尿、タンパク尿がない糖尿病の場合は第一選択薬として、ARB、ACE阻害薬、カルシウム拮抗薬、少量のサイアザイド系利尿薬が選択されます。微量アルブミン尿、タンパク尿の合併がある場合はARB、ACE阻害薬を選択します。また、カルシウム拮抗薬とACE阻害薬の組合せは、さまざまな研究結果では、降圧効果に優れ、脳心血管イベントを抑制し、腎臓の保護効果が高いことが示されています。今回の症例では、カルシウム拮抗薬であるアムロジピン口腔内崩壊錠5mgが以前から投与されていましたので、降圧効果不十分により、有効な併用療法を行うため、ACE阻害薬であるエナラプリルマレイン酸塩錠5mgが追加されたと推測されます。

【ACE阻害薬の特徴】

今回の症例の2型糖尿病の他に積極的適応症として、左室肥大やLVEFの低下した心不全、心筋梗塞後の投与、タンパク尿/微量アルブミン尿を有するCKDがあげられます（**表1**）。一方で投与禁忌とされているものには、妊娠患者、血管神経性浮腫や血液透析患者などがあげられます（**表2**）。作用機序としてはアンジオテンシンⅠからアンジオテンシンⅡへの変換を阻害して昇圧系を抑制する他、カリクレイン-キニン系を刺激して降圧系を促進する作用を有します。副作用として、降圧系を促進する際に発生されるブラジキニンの作用増強により空咳という特徴的な症状が発現することも特徴的です。空咳は発熱を伴わず、痰がからまない乾性で持続性であることと、夜間に発症することが多く、非喫煙者、女性、東アジア人に起こる傾向があります。

表2　主要降圧薬の禁忌や慎重投与となる病態

	禁忌	慎重投与
Ca拮抗薬	徐脈（非ジヒドロピリジン系）	心不全
ARB	妊娠	腎動脈狭窄症*1 高カリウム血症
ACE阻害薬	妊娠 血管神経性浮腫 特定の膜を用いるアフェレーシス/血液透析	腎動脈狭窄症*1 高カリウム血症
サイアザイド系利尿薬	体液中のナトリウム、カリウムが明らかに減少している病態	痛風 妊娠 耐糖能異常
β遮断薬	喘息 高度徐脈 未治療の褐色細胞腫	耐糖能異常 閉塞性肺疾患 末梢動脈疾患

＊1 両側性腎動脈狭窄の場合は原則禁忌　〔文献1）p.77より一部改変して引用〕

謎解き

2型糖尿病合併高血圧患者に対し、ACE阻害薬が投与初期である背景と今回の症例患者の情報から副作用の空咳が疑われます。空咳はACE阻害薬を服用後初期に現れやすく、服用中止後一週間以内で消失します。そのため、患者情報から今回はOTCを販売することではなく、K病院の内科に連絡をし、ARBに処方変更することを提案します。結果的にはエナラプリルマレイン酸塩錠5mgを中止し、ARBに変更され、夜間の咳はおさまったようです。

（大森　嵩）

■参考文献
1）高血圧治療ガイドライン2019．日本高血圧学会高血圧治療ガイドライン作成委員会編．東京，ライフサイエンス出版，2019

索引

■あ

■い

■う

■え

■お

■か

■き

■く

■け

■こ

薬ゼミファーマブック

謎解きで学ぶ 薬学生・新人薬剤師のための処方解析入門〔改訂第3版〕

2015年5月9日　初版第1刷発行
2018年2月3日　第2版第1刷発行
2020年2月10日　第3版第1刷発行

監　修　上村 直樹
編　集　根岸 健一
発行人　穂坂 邦夫
発行所　株式会社薬ゼミ情報教育センター
〒350-1138　埼玉県川越市中台元町1-16-42
TEL　049-241-5445
編集室　学校法人医学アカデミー 出版課
〒101-0054　東京都千代田区神田錦町3-12-10 神田竹尾ビル4階
TEL 03-3518-8243／FAX 03-3518-8244

ISBN 978-4-904517-95-6